식용 수소이야기 7

대한민국 건강지도가 바뀐다

양은모 · 방재홍 지음

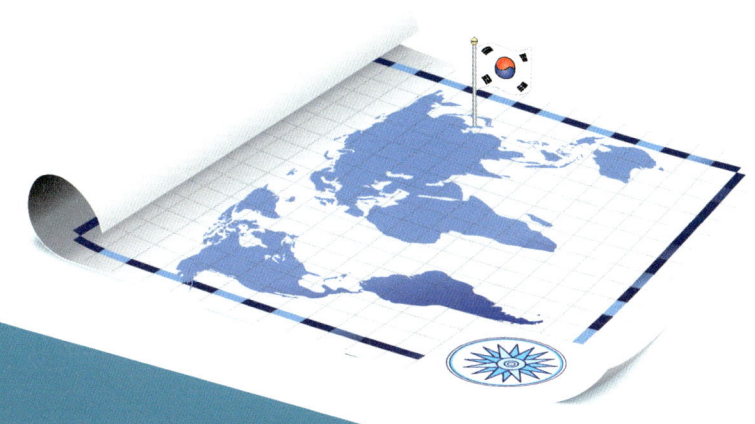

암, 당뇨, 치매잡는
　　마이너스수소의 비밀

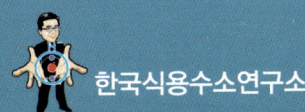
한국식용수소연구소

머리말 1

수소는 우주에서 가장 많은 물질입니다.
우주전체의 90%가 수소로 구성되어 있습니다.
태양의 99%도 수소였습니다. 지금도 태양의 90%는 수소로 구성되어 있습니다. 그래서 뜨거운 열과 햇빛을 끊임없이 지구로 보내올 수 있는 것입니다. 지구의 모든 동식물이 생명을 유지할 수 있는 것도 바로 태양 때문이고, 수소 때문입니다.

수소는 우주에서 가장 작은 물질입니다.
그래서 수소는 인체의 어디라도 통과할 수가 있습니다. 종이도 통과할 수 있고, 플라스틱도 통과할 수 있고, 유리도 통과할 수가 있습니다. 물론 우리 몸의 어디라도 뼈라도 쉽게 침투할 수 있는 것입니다. 심지어 뇌와 폐에도 쉽게 들어갈 수가 있습니다.

수소는 우주에서 가장 가벼운 물질입니다.
너무나 가벼워 매우 쉽게 잘 날아가 버릴 수가 있습니다.

수소는 에너지의 근원입니다.
수소로 모든 동물과 식물이 생명을 유지하고 살아가고 있습니다. 모든 에너지는 그 근원이 수소로부터 시작합니다.

우리 몸도 구연산 사이클(TCA)에서 수소로 에너지(ATP)를 만들고 있습니다.

산소를 호흡하는 모든 동물은 활성산소가 발생할 수밖에 없습니다. 활성산소는 대부분 질병의 근본원인으로 알려져 있습니다. 질병 중 90%를 차지하는 생활습관병(암, 고혈압, 당뇨병 등 비 세균성 질환)의 유일한 해결 수단으로 수소가 주목되고 있습니다.

그 이유는 간단합니다. 활성산소도 산소의 일종이기 때문에 활성산소와 수소는 매우 결합하기 쉽습니다.

활성산소를 제거할 수 있는 물질을 일반적으로 항산화제라고 부릅니다. 항산화제라는 것은 활성산소의 피해를 제거할 수 있다는 뜻일 것입니다.

그런 의미에서 보면 가장 효율적이고 이상적인 항산화제는 수소일 것입니다. 우리는 그래서 수소에 주목하고 있는 것입니다.

수소는 이미 다양한 분야에서 연구되고 있고, 실용화 되고 있습니다. 수소를 막연하게 수소폭탄만 생각했다면 이는 1900년대에 머물고 있는 것입니다.

지금까지 수소를 수소폭탄뿐만 아니라, 우주선의 연료로도 사용하고 있었습니다. 그 외에도 잠수함에도 연료로 사용되고 있습니다. 수소는 연료 중에서 가장 효율적이고 무공해한 연료입니다.

중요한 것은 인간의 연료도 수소라는 것입니다.
　인간과 모든 동물은 식물과 동물로부터 영양분이라는 이름으로 지방, 탄수화물, 단백질을 섭취합니다. 지방과 탄수화물과 단백질 속에는 수소(H)가 들어 있습니다. 인간은 이 수소를 흡수하며 살아가고 있는 것입니다.
　인간이 음식을 섭취하면, 호흡을 통해 들어온 산소는 세포 속 미토콘드리아에서 이 음식을 태웁니다. 이를 구연산 사이클(TCA)이라고 합니다. 이 때 열이 발생하고 이 열이 우리 몸을 보호하고 유지하게 됩니다. 그래서 사람이 죽으면 몸이 차가워지게 됩니다.
　이 과정에서 인간이 움직이고 활동할 수 있는 에너지 즉 아데노신 3인산(ATP)을 만드는데, 이 때 수소가 꼭 필요하게 됩니다. 한마디로 말하면 수소가 없으면 살아갈 수 없다는 뜻입니다.

수소가 생명인 것입니다.
　수소가 생명유지의 필수 조건이라는 뜻입니다.

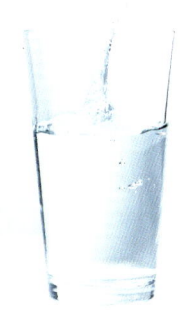

수소가 있으면 모든 질병을 물리칠 수 있다는 것입니다.
수소는 방사선 피해도 제거합니다.
수소는 암환자에게도 희망을 줍니다. 수소는 어디나 침투하고, 에너지를 만들고, 활성산소를 제거합니다.

수소는 생명입니다!
우리에게 희망을 주는 물질, 바로 수소입니다! (*)

2014년 3월 25일
양은모

머리말 2

현대사회는 급속도로 변화하고 있으며, 그 변화는 종종 우리가 전혀 예상하지 못한 일들을 마주하게 합니다.

무슨 일에든 항상 대비하고 준비해도 모자람이 많아 옛 속담에도 유비무환(有備無患)이라고 하였는데 특히, 우리의 건강에는 이 말이 잘 새겨집니다.

필자는 30여년 이상 기자생활 및 언론사를 운영하면서 언론계에 몸 담았으며, 그 기간 동안 국내는 물론 세계 각국을 방문·취재할 수 있는 기회를 가지면서 각 분야에 대한 다양한 정보를 얻을 수 있었습니다.

특히 필자의 관심분야였던 '인간의 행복과 건강'에 관한 수많은 정보를 얻으면서, 필자는 모든 사람의 바람인 '건강한 삶'에 대해 남다른 생각을 가져왔습니다.

이를 연유로 필자는 (주)서울미디어그룹의 계열사로 '제이앤에스'라는 회사를 세워 메디컬 푸드 사업에 관여하게 되었고, 모두에게 건강한 삶을 선물하겠다는 일념 하나로 사업을 확장하고 있습니다.

본 책자는 필자가 많은 사람들과 교류하는 가운데 건강문제로 고민하고 상심하는 주변인들을 지켜보면서 100세 시대를

여는 현재, 건강문제가 해소되는데 조금이나마 도움이 되기를 희망하는 마음으로 저술하게 되었습니다.

  특히 책이 나오기까지 많은 도움을 주신 양은모 한국식용수소연구소 소장님께 깊은 감사를 드립니다. 한국식용수소연구소는 수소 관련 연구 자료와 시청각 자료를 제공해주셨습니다.

  아무쪼록 건강한 사회, 건강한 이웃을 지향하는 필자의 마음이 이 책을 읽는 모든 독자들에게 전해지기를 바라며, 그들의 삶 속에 건강과 행복이 넘쳐나길 기원합니다.

2014년 3월 25일
방재홍

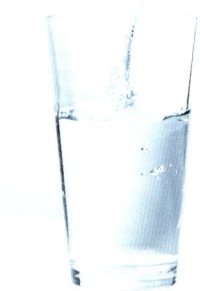

목차

제1부 식용수소의 탄생

— 양은모, 방재홍

0. [프롤로그] 식용수소의 탄생	18
1. 수소의 역사	24
2. 활성산소	29
3. 산화와 환원	34
4. 에너지 대사	39
5. 미토콘드리아	44
6. 수소와 에너지 생성	50
7. 수소수	56
8. 용존수소량	61
9. 전리수소수	67

제2부 음식과 수소

— 양은모

10. 마이너스 수소이온	74
11. 마이너스 수소이온과 산호칼슘	79
12. 수소를 식품에 응용	84
13. 음식물과 질환	91
14. 물속에 포함되어 있는 수소	97
15. 다이어트 식품	103

16. 안티에이징 108
17. 마이너스 수소이온의 진수 114
18. 알칼리이온수와 전리수소수 120
19. 수소수 - 항산화제의 효과 125
20. 수소수 - 음식물에 응용 131

제3부 방사선과 수소

― 양은모, 방재홍

21. 수소수 - 원전 방사능 사고 138
22. 수소수 - 방사능 대책 144
23. 수소 - 미 항공우주 연구 150
24. 수소 - 방사선을 방어 156

저자약력(양은모, 방재홍) 164
추천사(김두환) 166
추천사(박정선) 168

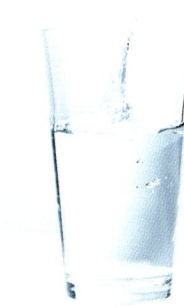

제1부

식용수소의 탄생

– 양은모, 방재홍 –

【프롤로그】

식용수소의 탄생

수소란? 식용 수소란 무엇일까?

　한국도 급속하게 고령화되고 있다. 사망자 3명 중 1명은 암으로 죽어가고 있다. 건강보험관리공단은 의료비 부담이 급격하게 증가하여 정부 재정지원 없이는 파산으로 향하고 있는 느낌이다. 의료업계도 점점 연약해지고 있다. 이제 61세를 지난 필자도「일선에서 일을 정리하고」기업경영에서 은퇴하려고~ 생각하고 있었다.
　그 때 눈앞에 나타난 것이「수소」란 것이었다.

　수소란 무엇일까? 식용수소는 또 무엇일까?
　마이너스 수소이온이란 도대체 무엇일까?
　「나노 수소」란 무엇일까?
　수소의 역사를 한 번 살펴보자.

　저 유명한 독일의 아돌프 히틀러(1889.04.20~1945.04.30)는 유태인 학살(1943)과 제2차 세계대전(1939)으로 더 유명하다. 그러나 히틀러는 이미 수소의 중요성을 알았고, 수소를 무기로 사용하기 위해 중수소수를 정제해서 서방 즉 미국, 소련,

영국 등과 치열한 핵무기, 수소폭탄 개발 경쟁을 했다고 한다. 불행 중 다행으로 미국과 소련이 독일보다 더 빨리 원자폭탄과 수소 폭탄을 만들었나 보다.

루마니아의 헨리 코안더 박사(그의 이름을 따서 루마니아의 국제공항

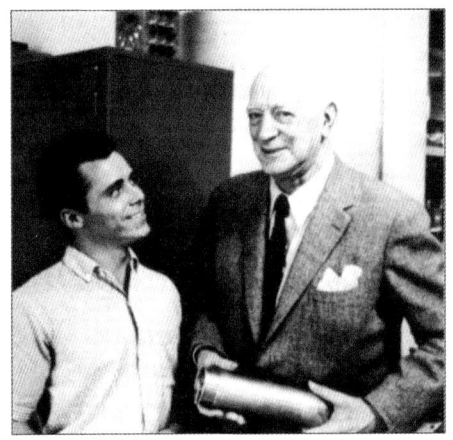
17세의 패트릭 플래너건 박사(좌)와 헨리 코안더 박사(우), 1962년 미국 국방성 휴익연구소

이름도 헨리 코안더 국제공항이라 명명됨)가 수소에 많은 관심을 가지게 되었고, 뒤를 이어 미국의 패트릭 플래너건 박사(19세에는 NASA 컴퓨터 시스템 담당)은 실리카를 응용한 식용수소를 개발하여 세상에 실리카 수소를 소개했다. 미국에서 화학적 식용수소의 탄생이다.

루마니아의 헨리 코안더 박사는 코안더 노즐(스키장의 인공눈 제조용) 등 600개 이상의 특허와 코안더 효과(비행기 이륙원리)로 유명하여 지금도 각 대학의 공학도들에게 유체역학의 아버지라 불려진다.

물론 이에 앞서 러시아에서는 수소에 대해 보다 깊은 연구가 진행되었다. 러시아는 1961년 4월12일에 유리 가가린을 태운 세계 최초의 유인우주선을 발사하여 세상을 깜짝 놀라게 하였다. 이 유인우주선도 역시 수소에너지를 이용하였다. 이후 소

유즈 우주선을 개발하여 미국의 자존심에 크게 타격을 주었다.

중요한 것은 이미 러시아는 수소를 인간과 동물과 식물에도 응용하고 있었다는 것이다. 흐루시초프는 수소가 우주개발뿐만 아니라 인간에게도 유용하다는 것을 알았던 모양이다. 러시아의 우주항공국에서는 수소를 상당히 연구했다.「최원철 교수의 살리는 암」(jcontentree M&B 발행, 2012)에는 "**암을 고치려면 물을 알아야한다**면서 '**수소 연구소**'를 소개해 준 것이다. 그 곳은 러시아 생의학 연구소로서 공식 명칭은 IBMP 이었는데, 또 다른 명칭으로는 우주의학연구소라고도 한다. 우주인들이 우주로 올라갈 때 메디컬 테스트를 모두 여기서하기 때문이다. 이곳을 찾아갔더니 유리 시니야크라는 유대인 박사가 **물을 가지고 암을 고치고 있다**는 이야기를 들려주었다. 즉 **수소 반응에 의해서 암을 없애는데 자신은 세포 실험까지 진행했다고 했다**. 나 역시 그 무렵 암을 연구하며 물에 관해서 열심히 공부하던 때라 그 애기를 듣고 무릎을 쳤다."

수소발생식품의 탄생 역사

일본의 생화학자 오이카와 타네아키(及川胤昭) 박사는 미국 플래너건 박사의 연구 논문을 접하고 이를 발전시켜, 자연에서 채취하는 천연 산호 칼슘에 마이너스 수소이온(H^-)을 흡수, 저장시키는 방법을 고안했다.

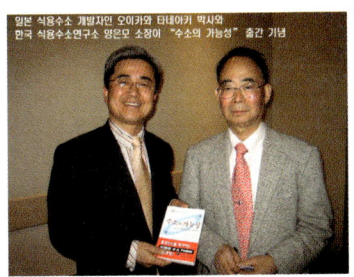

일본 오이카와 타네아키 박사와 양은모
소장 〈수소의 가능성〉 출간 기념

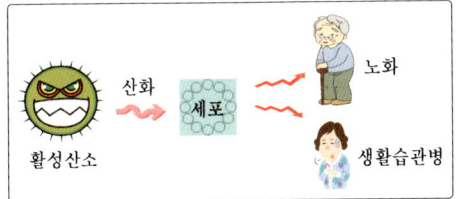

오이카와 박사는 드디어 일본에서 수소발생 건강식품 "하이드로젠 프리미엄 칼슘"(일본에서는 수소의 힘이라는 뜻의 "水素の力")이 탄생할 수 있었다. 무려 6년 간의 집중적인 투자 덕분이다. 당시 6년 간 6억 엔 이상을 연구비로 투입한 것으로 알려지고 있다.

여기서는 「수소」가 어떠한 메커니즘에 의하여, 건강을 유지하고 증진하는지에 대하여 쓰려고 한다.

모든 자료는 다른 분들이 썼거나 발표한 연구결과일 뿐이다. 대부분은 미국과 일본의 의학서를 읽거나 연구논문을 조사한 내용이며, 특히 오이카와 박사로부터 배웠거나 와카야마, 아베, 모리, 야야마, 니와, 사카다, 나이토, 시미즈, 히노키다, 시라하타, 미도리, 오오타, 플래너건, 듀산 밀코비치 박사 등 수많은 일본과 미국,

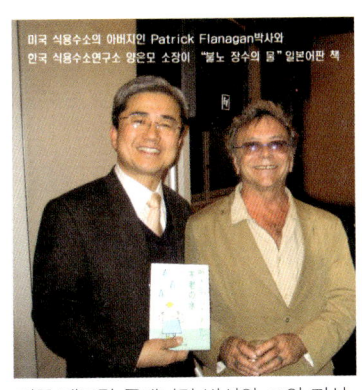

미국 패트릭 플래너건 박사와 그의 저서
〈불로장수의 물〉 그리고 양은모 소장

제1부 **식용수소의 탄생** 21

러시아 등의 의사나 과학자들의 연구논문이나 임상실험 등에 그 바탕을 두었다.

이러한 실험성적으로부터 수소가 농약이나 식품첨가물, 합성보존료 등의 유해물질을 섭취했거나, 스트레스로 인한 과잉 활성산소로부터 우리를 지킨다는 것도 알게 되었다.

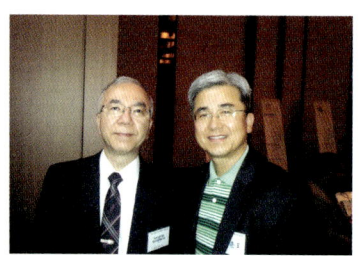

일본 시라하타 교수와 양은모 소장

당뇨병, 전립선비대증, 고혈압, 뇌경색, 아토피, 관절염, 암 등 많은 생활습관병(生活習慣病)에, 유해 활성산소가 관련되어 있다면, 이런 질병의 근원을 끊어버릴 수 있는 것도 가능할 것이다.

수소를 공부하다보면 일본에서 두 사람의 이름이 자주 등장한다.

시라하타 사네타카 교수(큐슈대학)와 오오타 시게오(일본의과대학) 교수다.

시라하타 교수의 1997년 5월 8일에 미국의 BBRC(생물 화학 및 생물 물리학 연구지)에 게재된 "전해환원수는 활성산소 종을 소거하고, DNA를 산화장애로부터 보호한다." (Electrolyzed-Reduced Water~)는 제목의 논문이다. 오오타 시게오 교수(일본의과대학)의 2007년 5월 NATURE MEDICINE에 게재된 'Hydrogen acts as a therapeutic antioxidant by selectively reducing cytotoxic oxygen radicals 2007; 13(6): 688-94.' 이라는 논문이다. 수소가 뇌

경색과 활성산소의 피해를 줄여준다는 내용이다.

수소를 통해 더 건강하고 밝은 사회가 구성되고, 수소를 통해 아름다운 사회에 더 많은 이해자와 동조자를 얻어, 수소를 더 많이 보급할 수만 있다면 그리고 이 사업을 성공시킬 수만 있다면, 모두 사회로 「환원」하고 싶은 것이 필자의 소망이다.

제1장 수소의 역사

수소의 발견

수소를 처음 발견한 사람은 영국의 물리학자 "헨리 캐번디시"(1766년)다.

수소(水素, hydrogen)는 중학교에서 배우는 주기율표의 가장 첫 번째 화학 원소, 원소 기호는 H(라틴어: Hydrogenium)다. 수소 원자는 우주에서 가장 많고 가볍다. 동위원소로는 중수소와 삼중수소가 있다. 수소라는 이름은 '물의 재료'라는 뜻이다.

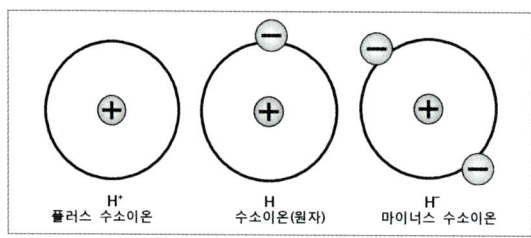

수소이온의 종류

세상에서 가장 흔한 원소이며, 두 개의 수소 원자가 산소 원자와 결합해 물을 구성하는 기초원소다. 스스로 타는 성질이 있고 폭발하는 성질도 있다.

인간의 몸은 60조 개의 세포

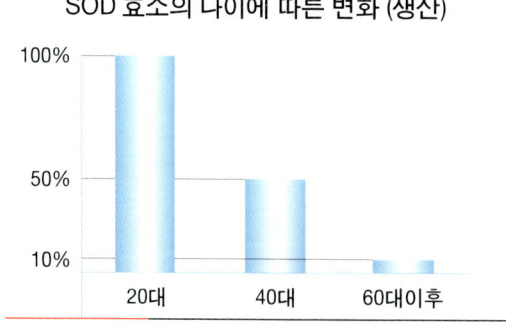

SOD 효소의 나이에 따른 변화 (생산)

로 이루어져 있으며, 각각의 세포 속에는 미토콘드리아(mitochondria)가 수십 개에서 수천 개가 들어있다. 미토콘드리아에서는 에너지대사가 이루어지고 있어, 1000조 개 이상의 미토콘드리아(mitochondria)가 구연산 사이클 속에서 에너지 대사로 사용할 때, 호흡하는 산소의 약 2~5%가 활성산소로 변해, 항상 체내로 방출되고 있다.

 나이가 젊었을 때는 우리 인체 내에서 SOD(superoxide dismutase) 효소나 카탈라아제(catalase) 등 항산화작용이 있는 효소가 충분하게 생산되기 때문에, 활성산소로 세포자체가 산화되거나 손상을 받는 경우는 거의 없다. 그러나 나이가 들어감에 따라 미토콘드리아와 DNA가 활성산소로부터 상처를 입고 그 손상이 점점 축적되게 된다.
 이것이 노화의 근본원인이다.
 뇌 세포가 손상을 입어서 치매가 되고, 전립선 세포가 손상을 입고 염증을 일으켜 남성 특유의 전립선비대증이 된다. 다음은 어느 의사로부터 들은 이야기다. "전립선비대증 환자에게 3~4개월 수소 식품과 수소수를 권했다. 소변 나오는 상태가 안 좋은 경우나 소변의 잔뇨감이 있는 경우, 놀랄 정도로 개선이 되었다."
 필자는 의사가 아니다. 필자도 수소식품 섭취를 시작한 후, 소변의 힘이 좋아졌을 뿐 아니라 빈뇨감(頻尿感) 및 잔뇨감(殘尿感))이 많이 소실되었다. 그런데 그 이상으로 커다란 변화가

간 기능에서 나타났다.

「술을 먹어도 빠르게 회복!」된다는 말을 들었는데, 술을 마셔도 취하지가 않았다. 술을 1잔도 못 마시는 사람이 소주를 반병이상 마실 수가 있었다. 수소 식품을 당뇨병 친구에게 주었다. 그러자 혈당치와 헤모글로빈수치(HbA1c)가 큰 폭으로 내려가기 시작한 것이다.

수소에 대하여

수소가 우주에서 가장 작고, 우주에서 가장 많이 존재하고 있는 원소이며, 다른 모든 원소는 수소로 이루어진 것이라는

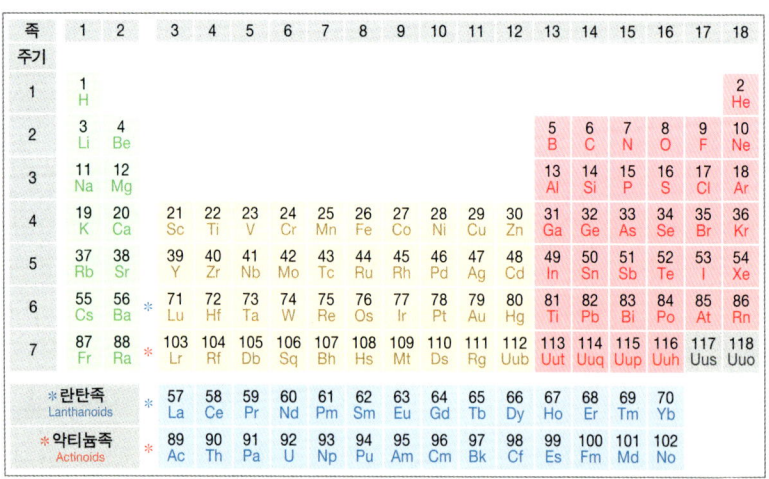

【주기율표】 1번 수소, 2번 헬륨, 6번 탄소, 7번 질소, 8번 산소, 20번 칼슘

정도의 상식을 가지고 있었다. 그 「수소」가 이렇게 생명현상에 깊은 관련이 있다는 것은 알지 못했다. 지구에서 인류 출현까지의 시간은 약 46억 년이라 한다.

이 46억 년을 생각해 보자. 별들이 우주 한쪽에서 대폭발을 일으켰다. 새로운 별이 탄생하고, 폭발의 잔해가 가스가 되어 광대한 우주 공간을 떠다닌다. 원시시대 지구에 수소와 산소가 탄생하고, 물 분자가 탄생되었다.

드디어 생명이 탄생하고, 아미노산이 형성되고, DNA가 단백질을 둘러싸고 실 모양의 염색체로 가득 채워졌다. 산소대사 능력을 가진 미토콘드리아(mitochondria)를 동물세포 내로 흡수한 생명체는 염색체가 난자로 되어, 물고기나 공룡이나 새 등으로 변화해 가고, 마지막으로 인간이 등장한다. 산소와 수소가 결합하여 생긴 물이야말로 생명탄생의 기본조건이었던 것이다.

미토콘드리아(mitochondria) 길이는 0.5미크론(micron, μ, 1미크론은 1백만분의 1미터)이고, 효모와 같은 하등생물에서 사람에 이르기까지 모든 세포에 함유되어 있다.

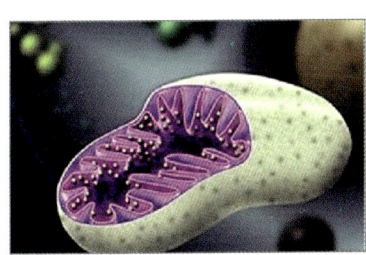
미토콘드리아 내부(이미지)

타원형을 한 미토콘드리아 내부 주름에 구연산 사이클에 관계된 많은 효소나, ATP 생산을 위한 전자전달연쇄 등이 있고, 대사와 산화적 인산화를 진행한다. 인체에는 수백 조 개의 미토콘드리아가 있다.

　우리 몸은 직경 10~15미크론 정도 크기의 세포가 60조 개 정도가 모여 이루어졌다. 그 세포 속에는 세포핵이 있고, 그 세포핵 속에는 생명의 설계도라고 할 수 있는 유전자 DNA의 2중 나선구조 고리가 있다.

　세포 하나에서 DNA 길이는 약 1.8미터이며, 60조 개의 DNA를 일렬로 모두 이으면 그 길이는 1,080억 킬로미터나 되며, 이것은 태양과 지구를 300번 이상 왕복하는 거리에 해당한다.

　따라서 한 사람 한 사람의 생명은 매우 귀하고 신비로운 존재이며, 인간은 이 세상에 태어나 죽을 때까지 생명의 불, 생명의 존속을 계속적으로 이어 나가야할 존재라는 것이다.

제2장 활성산소

몸에서 나온 녹(綠)

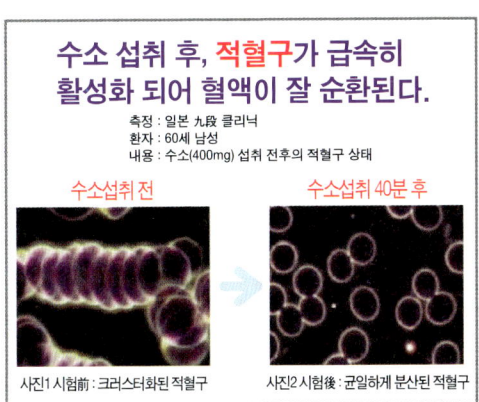

적혈구의 변화

건강하게 오래 살고 싶다.

건강하지 않으면 오래 살아도 소용이 없다. 나이 50이 넘으면 누구나 그렇게 생각하고 있다.

나이가 들면 당뇨병, 고혈압, 전립선비대증 등 생활습관병이라고 하는 각종 질병에 걸리게 되며, 그 대부분에 활성산소가 관여되어 있다.

일본 구단(九段)클리닉 아베 히로유키(阿部博幸)박사가 촬영한 사진을 보면, 응집(클러스터)되어있던 적혈구가 수소발생식품 섭취 후 40분 만에 아주 건강한 사람의 혈액처럼 잘 분산되어 있다.

활성산소는 본래 세균이나 바이러스 등 외부의 적으로부터 우리 신체를 지켜주는, 반드시 필요한 면역시스템의 일환이다.

과잉으로 발생된 활성산소는 그 반대로 우리 세포를 상하게 하고 노화를 촉진하는 근본 원인이 된다. 「신체에서 나온 녹」

이란, 활성산소를 말하는 것이라고 해도 과언이 아니다.

활성산소

자동차는 가솔린이라는 탄소와 수소 화합물(탄화수소)을 엔진 속에서 산소와 반응시켜 즉 연소시켜 에너지를 만들어 달린다. 이 때 산소와 결합된 탄소는 이산화탄소로 배출되는데, 연료의 일부는 불완전 연소하게 된다.

이와 마찬가지로 세포 내의 연소기관인 미토콘드리아 속에서도 에너지 대사가 일어날 때 사용된 산소의 2~5%가 유해한 활성산소가 된다. 이 활성산소는 세포를 상하게 하고 노화를 촉진한다. 생활습관병의 약 90%가 세포 내의 활성산소에 의하여 유발된다고 한다. 그 활성산소는 다음과 같은 경우 체내에서 과잉으로 발생한다.

① **음식이 체내 세포에서 에너지로 바뀔 때**
세포 내의 미토콘드리아는 포도당이나 지방으로부터 전자를 꺼내 산소에게 주고, 체온이나 체력의 근원이 되는 에너지를 생성해낸다. 이 때 부산물로써 활성산소가 생기게 된다.

② **식품첨가물이 체내로 들어간 때**
식료품보존제나 방부제 등이 체내로 들어오면 해독작용이 있는 산소가 발생하고, 그 산소가 첨가물을 분해할 때 활성

산소가 생긴다.

③ **스트레스가 쌓일 때**

스트레스를 받으면 부신 호르몬이 분비되어 자극에 대항한다. 또한 긴장을 풀어주기 위하여 부신 호르몬을 분해하기 때문에 활성산소가 생긴다.

④ **자외선에 접한 때**

자외선이 피부 내의 산소분자와 반응하여 활성산소가 생기고, 피부를 노화시키며, 기미나 주근깨, 피부암의 원흉이 된다.

⑤ **생활 속에 있는 원인**

활성산소를 제거하고 신체의 산화를 가장 효과적으로 방지해주는 것이 수소다. 수소(H_2)는 $2H + O \rightarrow H_2O$ 반응으로 유해한 활성산소(O_2)를 무해한 물(H_2O)로 변환시켜 주기 때문이다.

활성산소에 의한 질병들

① **당뇨병**

60조 개나 되는 세포 하나하나는 음식에서 섭취된 포도당을 세포 내로 흡수하여, 인슐린과 같은 호르몬에 의하여 미토콘드리아 작용으로 이 포도당을 산소와 결합시켜 에너지로 바꾸는 것이다. 에너지로 전환할 때 발생하는 것이 슈퍼옥사이드 라디칼(superoxide radical)이라고 하는 활성산소

활성산소가 관여하는 대표적 질환	
장해조직계	대표적 질환
순환기/호흡기계	심근경색, 동맥경화, 폐염, 협심증 등
뇌신경계	뇌경색, 간질, 뇌출혈, 파킨슨병, 자율신경장해 등
소화기계	위염, 위궤양, 위암, 간경변, 클론병(국한성장염), 췌장염 등
혈액계	백혈병, 패혈증, 고지혈증 등
내분비계	당뇨병, 부신(副腎) 대사장해 등
피부계	아토피성피부염, 일광(日光)피부염(광선과민증) 등
안과계	백내장, 망막변성증 등
종양계	흡연에 의한 암, 화학발암, 방사선장해 등
결합조직계	관절류머티즘, 자기면역질환, 교원병 등

다. 이 활성산소에 의하여 미토콘드리아가 산화되고, 에너지로 전환하는 기능이 떨어지게 되면, 섭취한 포도당이 충분히 사용되지 못하고 그 결과로 당이 혈중에 과잉되어 당뇨병이 되고 만다. 인슐린은 췌장에서 만들어지지만 활성산소의 공격을 받으면 인슐린 분비가 나빠지고 혈당이 과잉 되게 된다. 이것이 당뇨병이다.

② **협심증과 심근경색**

인체의 모든 세포는 세포막으로 둘러 싸여 있으며, 인체 세포막의 50%는 콜레스테롤로 이루어져 있다. 이것은 혈액의 유동성을 촉진하는 역할을 하고 있다. 활성산소에 의하여 혈관 벽이 산화되면, 혈관 벽은 두꺼워지고, 탄력성도 저하되고, 혈관이 지방때문에 굳어지게 된다. 피의 흐름이 나빠지고 협심증이나 심근경색을 일으킬 수 있다.

③ 위궤양과 위암
위궤양이나 위암은 파이로리(pylori)균이 원인이라고 말한다. 파이로리균이 위나 십이지장 점막에 기생하면 염증성(炎症性) 세포가 형성된다. 과잉 되게 방출된 활성산소는 위염이나 위궤양을 일으키고 위암의 원인이 된다. 즉 파이로리균 자체가 세포를 손상시켜 병을 일으키는 것이 아니라, 과잉 된 활성산소가 그 범인이다.

④ 담배로 인하여 생긴 암
담배도 마찬가지다.
일반적으로 생각할 수 있듯이 니코틴이나 타르가 암의 원인이 아닌 것이다. 니코틴은 마약과 마찬가지로 습관성 원인물질로 담배를 끊을 수 없게 되는데 직접 암과 관계는 없다고 한다. 타르는 발암물질인 이산화 벤조피렌(benzopyrene)이 함유되어 있다. 가장 인체에 유해한 것은 담배를 싸고 있는 종이다. 종이는 담배를 천천히 연소시키기 위하여 여러가지 화학물질로 범벅 처리된 종이다. 난연재를 흡입하게 되기 때문이다.

⑤ 백내장
자외선은 눈의 세포를 직접 공격하여 대량의 활성산소를 발생시킨다. 수정체 표면에는 활성산소를 억제하는 효소가 있지만, 나이가 들어감에 따라서 효소 분비가 감소하고 그 결과 단백질 변성을 일으킨다. 이것이 백내장이다.
많은 병의 원인으로 활성산소가 깊이 관여되어 있다는 것을 알 수 있다.

제3장 산화와 환원

혈관 네트워크

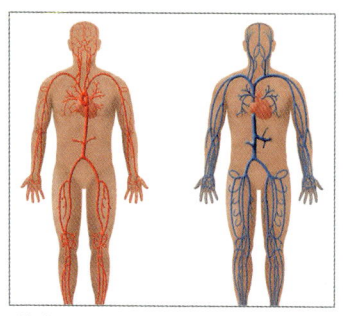

혈관 네트워크 - 동맥과 정맥

인간은 호흡에 의하여 산소를 흡입하고, 이 산소를 적혈구 헤모글로빈에 실어, 모든 세포로 보낸다.

동맥, 정맥, 모세혈관 등 혈액 네트워크를 만들고 있는 혈관 길이는 10만 킬로미터가 넘는다고 한다. 이것은 지구를 2번 반 돌 수 있는 엄청난 거리다.

이러한 네트워크를 경유해 전신으로 보내진 혈액량은 60킬로그램 체중 성인 남자인 경우, 매 1분마다 5리터에 상당하므로 1일 혈액유량은 7,200리터라고 하는 매우 많은 양이 된다. 심장이 끊임없이 일해야 하는 근본 이유다.

산소와 대사

그렇다면 왜 이렇게 많은 양의 혈액 순환이 필요할까?

심장이 뛰는 빠르기를 반으로 한다면 혈액 양도 절반이 될 것이며, 인간은 어쩌면 현재의 2배 정도 오래 살 수 있을지도 모른다.

그런데도 혈액은 왜 그렇게 빨리 돌고 있을까?

그것은 세포 내에 있는 미토콘드리아가 그 만큼의 산소를 필요로 하기 때문일 것이다.

우리들이 음식을 통하여 체내에 흡수한 탄수화물이나 지방, 단백질 등의 영양분은 위나 장에서 소화되고 흡수되어 혈액 속의 혈당이 된다.

혈당이 세포로 보내져 미토콘드리아 속에서 에너지물질(ATP)이나 체온으로 변환되는 것을 에너지 대사라고 한다. 에너지 대사가 가능하기 위해서는 산소가 반드시 필요하다. 호흡에 의하여 체내로 흡수되는 산소 분자 수는 1회당 1,000만개, 우리가 1일 흡수하는 산소 양은 약 2,268리터에 달한다. 생명을 유지함에 있어 세포가 이 양만큼의 산소를 필요로 한다는 결론이다.

산화와 환원

산소가 다른 물질과 반응하는 것을 산화라고 한다.

산소와 반응이 천천히 진행되는 것을 「산화」라고 말하고, 산화가 빠르게 진행되는 것을 연소라고 한다. 연소라고 하는 산화 반응이 가장 빠르고 순식간에 진행되는 것을 폭발이라고 한다.

물질이 연소되거나 철이 녹슬거나 세포가 노화되는 것을 「산화」현상이라고 생각한다. 물리학 세계에서 「산화」란 다른 물질(원자)로부터 「전자를 빼앗는 것」이라는 것을 의미한다. 활성산소에 전자를 빼앗긴 세포는 산화되어 손상을 입고 노화된다. 빼앗긴 전자를 다시 다른 세포로부터 빼앗기를 반복하는 연쇄반응이 일어나게 되고, DNA가 손상을 입어 암 등 많은 병을 일으키는 원인이 된다.

산화와 환원 물질

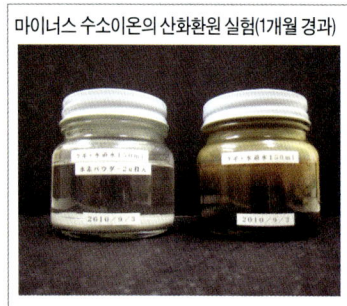

환원이란, 반대로 다른 물질에 「전자를 주는 것」을 의미한다. 폴리페놀이나 코엔자임 Q10 등의 거대한 분자량을 가진 항산화물이나 분자량이 2인 수소도 상대에게 1개의 전자를 주고, 환원하는 점에서는 동일한 작용을 하기 때문에 수소는 가장 뛰어난 항산화물이라고 할 수 있다.

세포의 산화 구조

> 【산화란】
> 물질이 연소되거나 철이 녹슬거나 세포가 노화되는 현상을 말하며,
> 물리학 세계에서 산화란 전자를 상대로부터 빼앗는 것을 의미

산화란, 철이 녹슬거나 사과 자른 자리가 갈색으로 변하듯

> 【환원이란】
> 반대로 여유분을 가지고 있는 전자(e)를 상대에게 주는 것
> 연소란, 급속하게 산화반응이 진행되는 것이며,
> 환원이란 산화를 본래로 되돌리는 것 또는 산화를 방지, 억제하는 것

이 어떠한 것이 산소와 결합되는 작용을 말한다.

세포 산화는 「활성산소」에 의한 것이며, 활성산소란 산소 중에서도 특별히 산화력이 강한 산소를 말한다. 체내에서 어떻게 활성산소가 발생하는지에 대한 메커니즘이 과학적으로 해명되고 있다.

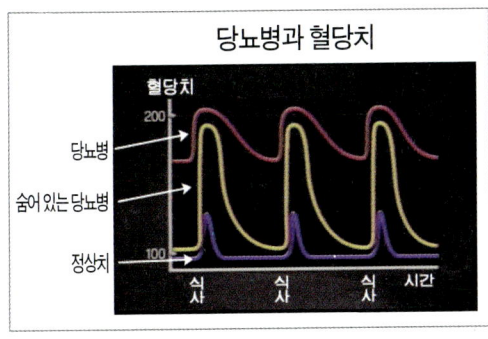

에너지를 만들기 위해서는 산소를 취하여 영양소를 연소시킬 필요가 있다. 세포 속에서 이용되는 모든 산소가 물로 환원된다면 문제가 없겠지만, 2~5%는 반응성이 높은 상태 즉 활성산소로 변화되어 유전자(DNA)를 손상하게 하고 과산화지질과 같은 노화물질을 만들어낸다.

활성산소에 의한 영향은 노화에 그치지 않고 면역력 저하, 심근경색이나 뇌졸증 등을 일으켜 동맥경화, 당뇨병, 간 장해, 치매, 통풍, 위궤양, 폐기종, 백내장, 피부 기미나 주름, 아토피성 피부염과 같이 광범위한 범위의 증상까지 일으킨다. 당뇨병도 초기에는 '숨어있는 당뇨병'으로 시작되다가 시간이 지나면 당뇨병으로 심화되는 것으로 알려졌다.

암으로 이어져 유전자 손상이나 돌연변이에도 활성산소가 관여되어 있다고 한다. 활성산소의 역할을 억제하는 것이 SOD 효소와 항산화물질이다.

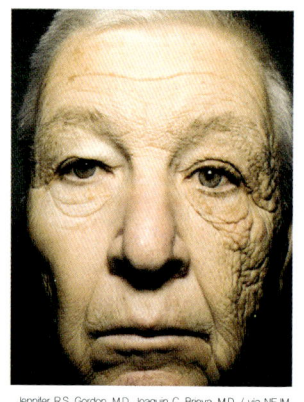
Jennifer R.S. Gordon, M.D, Joaquin C. Brieva, M.D. / via NEJM

이러한 SOD 생성능력은 20대에 피크가 되고, 40대가 되면 급격히 쇠퇴한다. 40대 부터 암이나 생활습관병이 급격히 증가하기 시작하는 것은 항산화효소의 생성능력 쇠퇴와 관련이 깊다고 할 수 있다. 사진은 미국 어느 운전자의 얼굴이 활성산소로 좌, 우가 심하게 다른 경우의 논문이다. 활성산소의 폐해를 보이는 대표적인 예다.

체내에서 만들어낸 항산화물질만으로 활성산소를 중화, 제거하는 것이 현실적으로 불충분하다면 건강보조식품으로 보충하는 것도 한 가지 방법이 될 것이다.

제4장 에너지 대사

암 발생 구조

정상적인 세포는 50~60회 세포분열을 반복한 후에 더 이상 증식하지 않고 죽는다. 하지만 암세포는 이 시스템에 문제가 발생, 브레이크가 고장 난 자동차와 같이 제어불능이 되어 폭주족이 되고, 결국에는 분열을 반복하여 엄청나게 증식하게 된다.

세포 속에 있는 세포핵에는 약 4만5천 개의 유전자가 있다고 한다. 이러한 유전자에는 장래 암이 될 암유전자의 원형이라고 할 수 있는 암유전자, 반대로 그 유전자를 억제하는 암 억제유전자가 있다. 담배 등의 발암물질에 의하여 유전자에 손상이 생기면 드디어 발암세포로 변이되어 세포분열에 이상이 생기고, 암 억제유전자도 제 역할을 하지 못하게 되어 암이 발생하는 것으로 보고 있다.

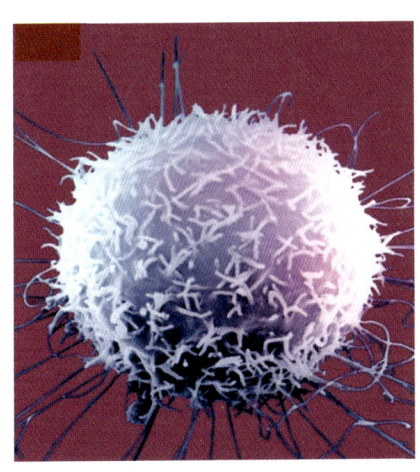
암세포(이미지)

암세포의 증식에 따라 주위의 정상세포는 암세포 자체가 방출하는 유해 활성산소에 의하여 손상을 입고 죽어간다. 처음에 점막에 머물러있던 암세포는 주변 조직을 파괴하게 되고 나중에는 점막 아래에 도달하여 결국엔 근육 층까지 파고들어간다.

　암이 무제한으로 증식을 계속하기 위해서는 많은 영양소와 산소가 필요하게 되며, 그 보급 통로로 암세포는 정상 혈관이외에 암세포로 향하는 새로운 혈관을 만들어낸다. 암세포의 크기가 수 밀리미터 이상이 되면 급격하게 그 주위나 종양 내부에 자기 자신의 영양보급을 위한 혈관(신생혈관)을 늘려나가 성장속도를 급격하게 증가시키는 것으로 알려져 있다. 상어의 연골이나 해초에 함유되어 있는 후코이단(fucoidan)이라는 물질에는 이러한 혈관생성을 방해하는 작용이 있는 것으로 알려져 있다.

탄수화물(당)

　탄수화물이란「당(糖)」을 말하며, 당은 탄소와 산소로 구성되는 유기물이다.

　자연계에서는 식물이 공기 중 이산화탄소(CO_2)와 물(H_2O)을 원료로 광합성에 의하여 만들어낸다.

　산소(O_2)는 그 때 부산물로 나오게 된다. 인간은 이러한 탄수화물을 음식으로부터 체내로 흡수한다. 체내에서 소화되고 흡수된 당은 세포 내 연소기관이라고 할 수 있는 미토콘드리아 속에서 산소와 반응(산화)하여 체온과 에너지를 만들어낸다.

$$C + O_2 \Rightarrow CO_2 \text{ (이산화탄소)}$$
$$H_2 + 1/2\ O_2 \Rightarrow H_2O \text{ (물)}$$

세포로부터 배출된 탄산가스는 정맥을 통하여 폐로 다시 돌아오고, 혈액으로부터 분리되어 호흡을 할 때마다 몸 밖으로 배출된다.

에너지 대사

성인남성이 하루에 필요로 하는 칼로리는 2,200~2,500 Kcal라고 한다. 즉 하루 24시간 이 남성이 먹은 음식물을 미토콘드리아 속에서 연소시켜 이런 정도의 에너지(칼로리)를 만들어낸다는 것이다.

2,500 Kcal를 석유로 환산하면 얼마나 될까?

우리나라의 경우 1리터의 석유를 공기 중에서 연소시키면 8,800 Kcal 가 생성되므로(2,500 Kcal ÷ 8,800 Kcal/L ≒ 284 cc) 약 284 cc의 석유를 연소시킬 때와 비슷한 에너지가 된다. 이 만큼의 석유를 연소시키기 위해서는 이에 상당한 많은 산소가 필요할 것이다.

인간의 체내에서도 섭취한 탄수화물, 지방 그리고 단백질 등의 음식물이 소화, 흡수되어 혈당이 되어 60조 개의 세포로 들어가 미토콘드리아 속에서 대사되는 형태로 천천히 연소한다. 그에 필요한 산소는 호흡을 통해 들어와 헤모글로빈에 의하여 체내의 구석구석까지 운반된다. 연소에 의하여 발생하는 탄산가스는 정맥을 타고 체외로 배출되지만 2~5 %의 불완전 연소 분이 활성산소가 되어 세포를 노화시키거나 암 유발의 원인이 된다.

에너지 대사의 주역은 미토콘드리아다.

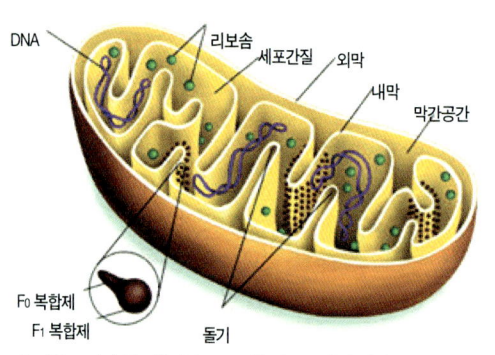

미토콘드리아의 내부구조 - 출처: 브리태니커

우리들은 호흡을 할 때마다 대량의 산소를 받아들이고 그것을 사용하여 세포 내 미토콘드리아 속에서 구연산 사이클이라는 일련의 산화반응(연소)을 일으킴으로써 당(글루코오스)을 아데노신 3인산(ATP)이라는 에너지물질로 변환시킨다. 이 반응에 사용되는 산소의 양이 하루 약 2,268리터라는 것이다.

미토콘드리아가 세포 속에서 에너지의 발생장치로서 어떤 역할을 하고 있는지를 보자.

◆ 에너지 대사의 주역은 세포 내 미토콘드리아다.
◆ 구연산 사이클에 의하여 당분이 산화, 분해되어 체온이

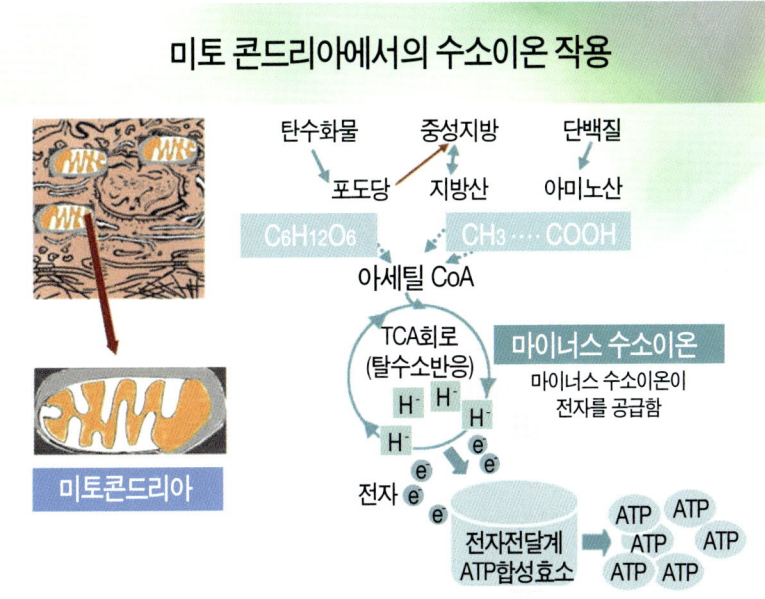

〈수소의 가능성〉에서

나 에너지 물질(ATP)로 변한다.
◆ 사용되는 산소의 2~5%가 활성산소가 된다.
◆ 수소는 이때 발생하는 유해한 활성산소를 무해한 물로 바꾸어 준다.

다시 말하면, 미토콘드리아는 신체의 생명유지 장치와도 같다. 미토콘드리아가 활발하게 생성되고, 활발하게 활동해야만 에너지를 충분하게 생산할 수 있다. 미토콘드리아에 가장 효과적으로 작용하는 것이 수소다. 수소 이 외의 일반 건강식품은 대부분 미토콘드리아에 도달하지 못해 작용하지 못한다.

제5장 미토콘드리아

산소와 미토콘드리아

인체의 기능은 생명의 오랜 진화 속에서 매일 매일 새롭게 만들어져 왔다.

처음 탄생한 생명은 많은 시련을 극복하고 현재와 같은 신체기능으로 변화했다. 137억 년 전에 우주가 탄생하고, 46억 년 전에 지구가 탄생하고, 지구에 산소가 태어나고, 수소와 산소가 결합해 물이 생겨나고, 식물과 동물이 태어나게 되어 드디어 인간이 그 모습을 드러냈다.

지구에 10억 년 전 다세포생물이 출현했을 때 그들이 제일 처음 직면한 위기는 ~~~ 지구 산소의 급격한 증가였다. 산소는 매우 좋은 물질이다.

그러나 강한 산화력을 가진 산소는 어떤 의미로는 맹독이다. 그 당시의 다세포생물에게도 산소는 다름 아닌 맹독이었다. 그러나 그 다세포생물 중의 어떤 한 종은 이 맹독을 호흡하여 에너지로 바꾸는 기능을 갖게 되었다.

인간은 어떻게 맹독인 산소를 자신의 편으로 만들 수 있었던 것일까?

그것은 맹독인 산소를 먹고 살아가는 미토콘드리아를 자신의 체내에, 세포 속에 받아들여 공생했기 때문이다. 이렇게 하여 다세포생물은 다양한 생물 종으로 진화할 수 있었던 것이다. 멸망의 위기에 직면했던 다세포생물은 미토콘드리아를 세포 속으로 받아들임으로써 생존에 성공했을 뿐 아니라, 에너지 대사효율을 거의 20배나 향상시켰다.

우주의 탄생과 수소/산소농도 변화(추정)

- 필자 원도

그 결과 다세포생물은 완벽하게 「산소 이용형」으로 변신할 수 있었고, 현재 지구상에 존재하는 생물의 대부분이 미토콘드리아와 공생할 수 있게 되었다. 우주의 역사 137억 년, 지구의 역사 46억 년에 비하면 인간의 역사 400만 년은 매우 짧은 시간이었다. 그럼에도 400만 년 전 탄생한 인류는 다세포생물의 최고 위치에 서 있다.

60조의 세포 하나하나에 수백에서 수천 개나 되는 미토콘드리아가 내포되어 있다. 인체를 건강하게 유지하기 위해서는 세포단위에서 정상적인 기능을 할 수 있어야 한다. 지금까지 세포가 활성산소에 의하여 장애를 받으면 노화나 당뇨병, 암 등의 많은 질병을 일으키는 것으로 알려져 왔다.

미토콘드리아의 내부에는 DNA가 포함되어 있으며, 그것은 세포핵 유전자와 독립하여 복제된다. 이 DNA에는 미토콘드리아 내 리보솜(ribosome)의 DNA나 전이 RNA의 정보와 10종류의 단백질에 관한 정보가 포함되어 있다. 만약 활성산소에 의하여 미토콘드리아 고유의 DNA가 손상을 입었다고 한다면, 분자량이 크기 때문에 세포 속으로 받아들여질 수 없는 항산화물질은 미토콘드리아의 DNA에 도달할 수 없게 된다. 원자량이 1인 수소(H)만이 「노화」억제와 미토콘드리아 DNA에 효과가 있을 가능성이 있다.

구연산 사이클

탄수화물, 지방, 단백질 등의 영양소는 60조 개의 모든 세포 안에 있는 미토콘드리아 속에서 연소(산화)된다. 연소, 즉 에너지대사는 구연산 사이클이라고 하는 반응회로 속에서 이루어지며, 그 때 마이너스 수소이온(H^-)이 발생한다.

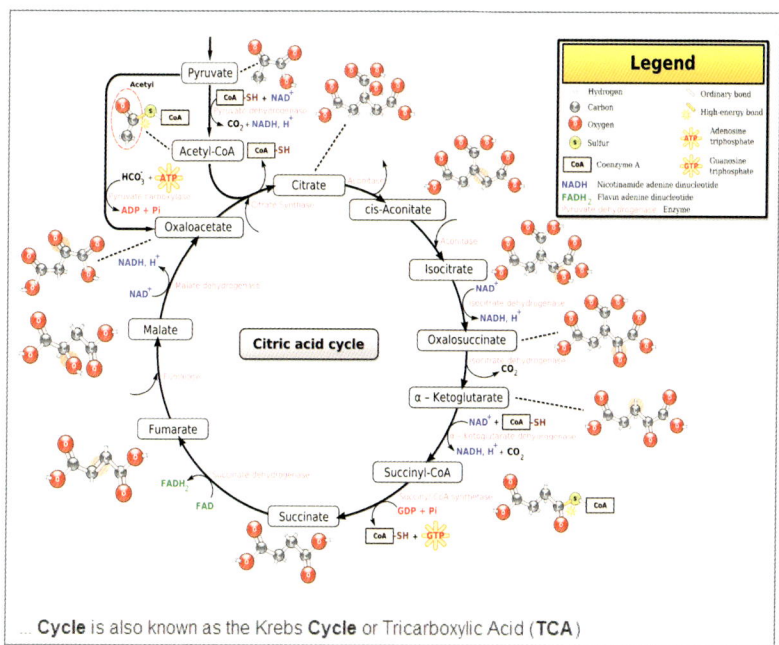

구연산 사이클 회로

마이너스 수소이온은 미토콘드리아 내의 NAD⁺ 와 반응하여 NADH 를 만들어낸다.

NAD⁺ + H⁻ ⇨ NADH

이러한 NADH를 통하지 않고는 에너지물질 ATP를 만들어내지 못한다.

혈액에 녹아 들어간 1분자의 혈당(포도당)이 구연산 사이클

세포내(미토콘드리아)에서의 에너지 생산

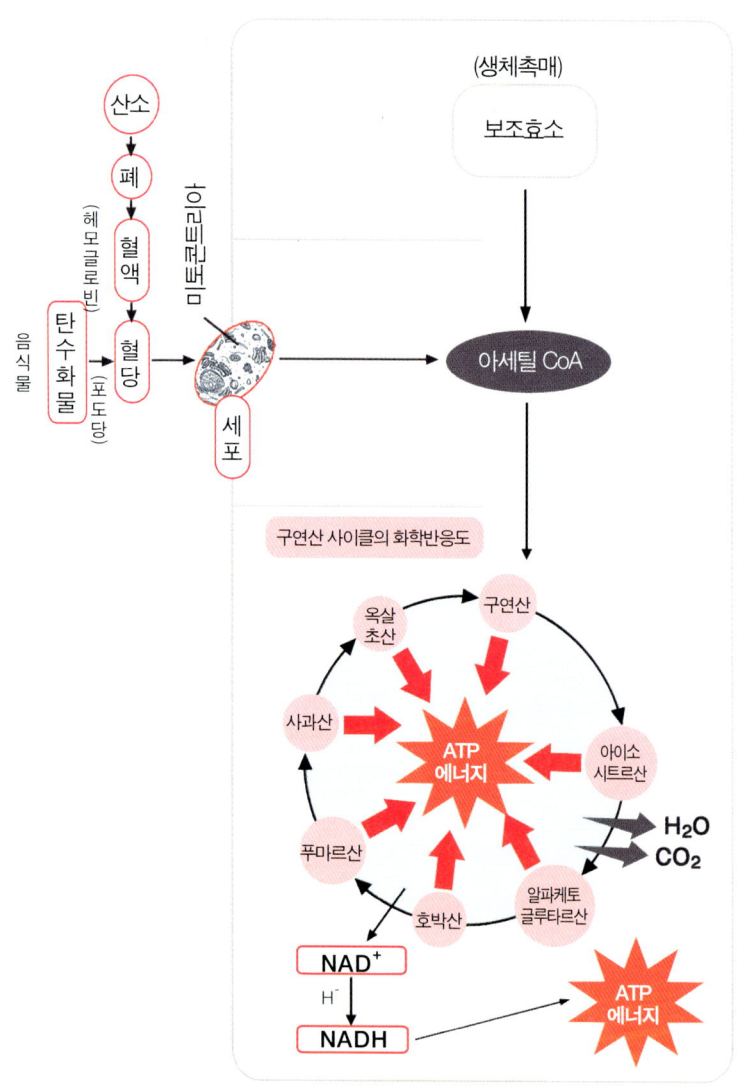

에 의하여 38분자의 **[아데노신 3인산(ATP)]**으로 변환된다.

구연산 회로에 대하여 흥미가 있는 사람을 위하여 그림으로 설명한다.

음식물(탄수화물)로부터 포도당, 혈당을 만들고, 한편으론 공기 중의 산소를 폐에서 걸러서, 혈액속의 적혈구 헤모글로빈에 실어서 우리 몸 모든 세포내로 보내어진다.

세포내의 미토콘드리아에서 생체촉매의 작용으로 아세틸 CoA 로 전환된 물질은 구연산 사이클 내에서 구연산, 아이소시트르산, 알파케토 글루타르산, 호박산, 푸마르산, 사과산, 옥살초산, 구연산의 과정을 거치면서 NAD^+ 는 NADH 로 전환되고, 최종적으로 ATP(에너지)를 만든다. 이때 수소가 필요하다.

제6장 수소와 에너지 생성

마이너스 수소이온과 에너지 생성

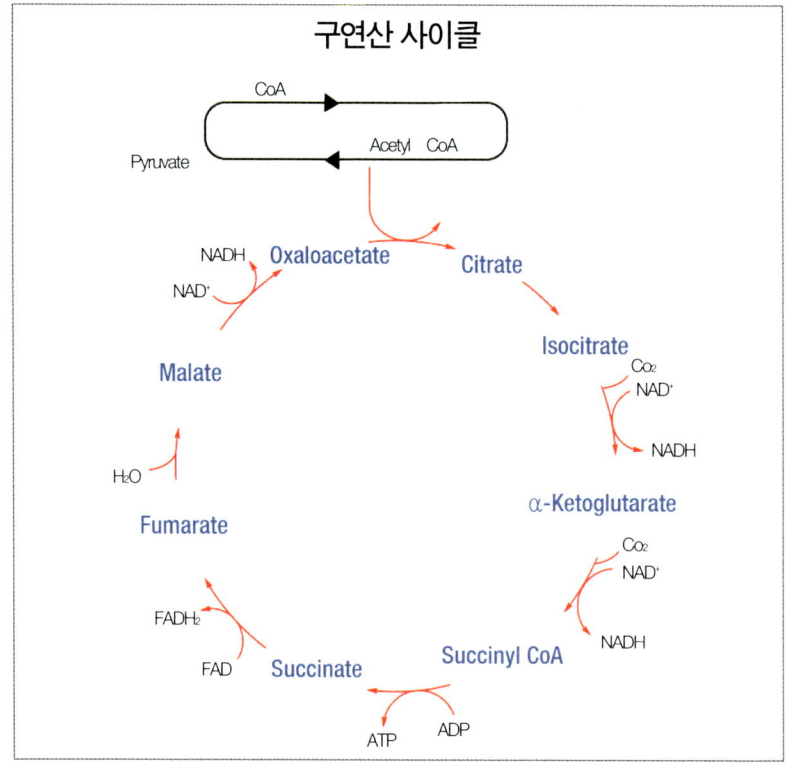

구연산 사이클의 화학반응도를 단순하게 그리려고 노력했는데도, 그래도 좀 복잡하다. 요약하면 NAD^+ 가 $NADH$ 로 변하면서 에너지(ATP)를 만들어 낸다는 것이다.

마이너스 수소이온과 에너지 생성과정

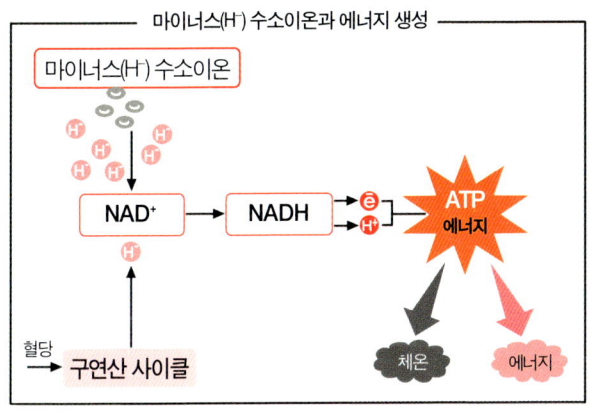

구연산 사이클에서 생성된 NAD⁺는 마이너스 수소이온을 받아들여, NADH 로 전환되고, NADH 는 전자를 제공하고, 수소이온은 플러스 수소이온으로 전환되며 산소와 결합하여 물이 된다.

이런 복잡한 과정으로 생성된 에너지(ATP)는 체온과 에너지로 사용된다.

즉 수소는 모든 동물이 움직일 수 있는 활동 에너지의 필수요소다. 수소는 에너지 생산의 직접적인 필수요소다.

수소, 수소시대

"21세기는 수소 시대다."
우주 창조의 제 1 원소인 수소는 무공해 에너지의 원동력으로도 활용되고 있지만, 인체에 있어서도 에너지의 원동력이며 환원의 최우량 물질이다.

　수소가스라고 하면 누구나 자동차 연료전지를 떠올리는 이유는 차세대 에너지로써 가까운 장래에 자동차뿐만 아니라 가정에서도 동력원의 상당 부분이 연료전지가 된다고 보기 때문일 것이다. 수소가스는 고압상태에서는 위험하고, 액체로 하려면 냉각장치에 큰 비용이 들어간다.

　이와 비슷하게 산호(珊瑚)칼슘(coral calcium)에 수소를 흡장 시킨 것이 수소이온 분말이다.

　수소가스를 액화하면 수소 체적은 865분의 1로 작아지며, 고체로 하면 1입방미터(가로, 세로, 높이 각 1미터)의 수소는 불과 1킬로그램 칼슘에 흡장시킬 수 있다.

　그렇다면 1입방미터라고 하는 공간에 어느 정도 수의 수소원자를 산호칼슘 고체에 넣을 수 있는지 계산을 해보자.

　수소원자는 고체화되면 무색결정이 된다. 그 직경은 $0.50{\sim}0.74$옹스트롬($1Å = 10^{-10}$m)이다. 1옹스트롬(angstrom)은 0.1나노미터와 같은 길이지만 수소 직경은 135억 분의 1미터로, 일반인은 상상하기조차 어려울 정도의 극히 작은 물질이다.

　1입방미터는 1미터 길이×높이×깊이 이므로 135억×135억×135억이라는 천문학적 수량의 수소원자가 1입방미터에 들

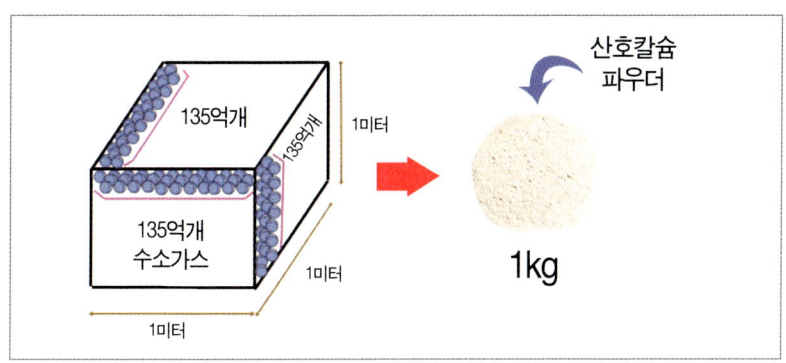

산호칼슘에 들어있는 수소

어있다. 그야말로 억!, 억!, 억이다.

여기서 숫자에 대해 한번 공부하자.

서양에서는 천 단위로 숫자를 세고 있다. 즉 일(10^0, one), 천(10^3, thousand), 백만(10^6, million), 십억(10^9, billion) 등의 순이다.

우리나라에서는 일(10^0, 一), 만(10^4, 萬), 억(10^8, 億), 조(10^{12}, 兆), 경(10^{16}, 京), 해(10^{20}, 垓), 자(10^{24} : 秭), 양(10^{28}, 壤) 등이다.

수소가 이런 정도로 저장될 수 있다는 것이다. 참고로 10^{64}은 불가사의(不可思議), 10^{68}은 무량대수(無量大數)로 우리나라에서는 제일 큰 수에 해당된다.

이제는 수소가 얼마나 작은 물질이라는 것을 이해하였을 것이다.

이러한 수소가 산호칼슘에 흡장된 수소화합물로써 체내에

들어가 그곳에서 위액 등의 수분에 접촉되자마자 이온화되면서 수소이온으로 장시간(보통 24시간 이상) 계속해서 방출된다. 그래서 수소 발생식품의 경우는 꼭 식물성 칼슘이나 산호 칼슘을 원료로 하고, 소성하는 과정에서 **환원(還元)과정**을 거쳐야만 충분한 수소가 흡장되는 것이다.

지금까지 인체를 구성하는 세포수나 미토콘드리아 수, 혈관 네트워크 길이나 DNA 길이 등 다양한 숫자를 들어 설명을 한 것은 이유가 있기 때문이다.

마이너스 수소이온이란?

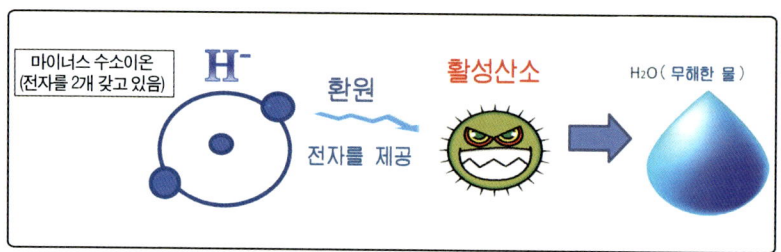

사실상 지금까지 설명한 인체 조직에서 계속적으로 장시간 그리고 유효하게 작용하기 위해서는 체내에 들어가, 단 한번 작용하고 곧바로 사라져버리는 분자량이 큰 유기 항산화물질로는 불충분하다고 생각된다.

천문학적 수량의 원자 또는 분자를 사용하지 않으면 천문학적 수의 세포나 미토콘드리아 속에서 끊임없이 발생하는 활성산소를 올바로 환원 할 수 없다는 결론이다. 일부에서는 수소가 일시적으로 발생하는 물질을 사용하는 건강식품도 유용하다고 하지만, 우리 몸에 장시간 그리고 안전하게 작용하기 위해서는 상당한 임상실험 논문과 검증이 필요한 것이다.

일반적으로 건강식품을 개발하는데 100억 원이 들었다면 이를 임상실험하고 검증하는데 300억 원이 들어간다고 한다.

제7장 수소수

수소수

수소와 산소가 반응해 물이 되는 것은 누구나 잘 알고 있지만, 물속에 불순물이 섞이지 않은 100% 순수한 물 즉 증류수 등은 전기가 통하지 않는 절연체(絕緣體)다.

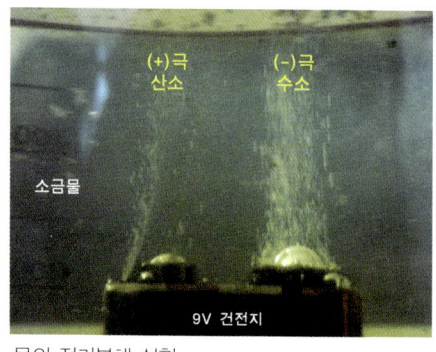

물의 전기분해 실험

전기가 물을 통과하는 것은 물속에 각종 물질 – 미네랄이 녹아 있기 때문이다. 물은 대부분의 물질을 녹여 이온화하는 힘을 가지고 있다.

이온화에 대해서는 별도로 설명하겠지만 어떤 물질의 원자가 갖고 있는 전자를 빼앗거나 반대로 전자를 부가함으로써 물질에 전하를 갖게 하는 것을 이온화라고 한다.

수소원자도 물과 접하면 전자를 잃고 수소이온(H^+)이 된다. 궤도에서 탈출한 전자는 소멸되어 버리는 것이 아니라 다른 물질과 결합 – 이것을 환원이라 하며, 다음 반응에 대비하는 것이다.

물리학에서 산화란 전자를 빼앗는 것을 말하며, 환원이란 상대에게 전자를 주는 것을 말하기 때문에 전자를 잃어버린 수소이온은 환원력이 없다.

그렇다면 전기분해로 만드는 알칼리이온수에는 환원력이 없으며, 생체에 유효한 작용을 기대할 수 없는 것일까? 그렇지는 않다. 전기 분해하면 ⊕ 전하를 가진 수소이온이 끌어당길 수 있는 ⊖ 극으로부터는 전자가 많이 공급된다.

이런 전자가 $H^+ + e \rightarrow H$ 의 반응으로 수소이온과 결합하여 수소원자가 되고, 다시 이것이 $H + e \rightarrow H^-$ 반응으로 마이너스 수소이온이 되기 때문이다. 이것이 수소수다.

기적의 물과 인체 원소구성

「기적의 물」로 유명한 프랑스의 「루르드샘물」이나 멕시코 「트라코테의 물」에는 수소가 많이 함유되어 있다고 한다.

물을 전기분해하면, 음극 측에는 수소를 함유한 이온수가 만들어진다. 가정용 의료용구(의료용물질생성기)로 식품의약품안전처에서 인가를 받은 정수기로 만들어진 「알칼리이온수기」나 「전해환원수기」도 적은 량의 수소(수소분자)가 함유되어 있다. 그리고 이 수소도 환원작용에 의하여 체내의 활성산소를 중화, 제거해 줄 수 있다. 그 효능은 '음용을 통하여 만성설사, 소화불량, 위장 내 이상발효, 위산과다에 유효'하다고 되어 있다.

그러나 이런 환원수는 인체 내에서 장시간 수소를 발생시킬 수 없다는 단점을 가지고 있다. 이러한 결점을 보충하기 위해서는 활성수소(마이너스 수소이온)를 분말화 하여 체내에서 장시간 지속적으로 방출되게 할 필요가 있다. 하이드로젠은 산호칼슘에 대량의 수소를 흡장시켜 그것을 건강식품으로 배합하여 섭취함으로써 체내에서 환원력이 강한 수소이온을 지속적으로 방출시키는 것이다.

전해환원수에 녹아 있는 수소가스에 비하여 분말화 된 수소이온은 자리숫자가 다를 정도로 차이가 나는 수소로 구성되어 있기 때문에 인체를 구성하는 60조 개의 세포에 수소이온(H^-)을 공급하여 세포 내 에너지 대사를 촉진시켜 줄 것이다.

인체는 혈액 속의 당분을 연소시켜 체온과 에너지(ATP)를 만들어내기 때문에 대량의 수소가 장시간, 계속적으로 공급되면 세포 에너지 대사는 대폭적으로 개선될 것이다. 지방이 연소되고, 결과적으로 당뇨병인 사람의 혈당치도 내려갈 것이다. 세포 내(미토콘드리아)에서 글루코오스로부터 ATP가 생성된 구연산 사이클에서는 글루코오스로부터 수소를 꺼내 사용하여 전자전달계에서 에너지원인 ATP를 생산한다.

수소는 그 크기가 빛 파장과 동일한 100억 분의 1 미터 이하다. 우주에서 가장

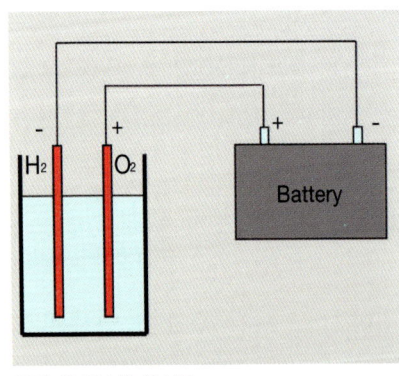

물의 전기분해 구성도

작고 가장 많이 존재하는 원소다. 우주의 90%는 수소라고 한다. 인체를 구성하는 원소 중 63%가 수소다. 세포 크기는 10~15미크론이다. 수소는 세포크기의 10~15만분의 1 크기다. 수소가 얼마나 작은 물질인지 알 수 있을 것이다. 수소원자는 중심에 1개의 양자가 있으며 그 주변 궤도에 1개의 전자가 있다.

전해수소수를 만드는 알칼리이온수기는 식품의약품안전처에서 「가정용 의료용구 즉 의료용물질생성기」로 승인되었고, 아래의 증상에만 유효하다고 되어 있다.

①위산과다 ②소화불량 ③위장 내 이상효소 ④만성설사

더 중요한 것은 의료용이라는 것이다. 즉 의사의 지도하에 음용하여야 하는 것이다.

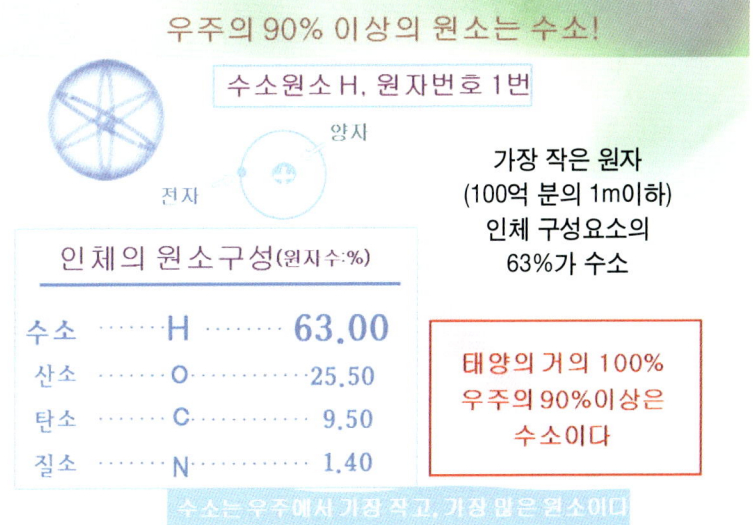

출처 : 「수소의 가능성」 (한국식용수소연구소)

수소는 에너지대사를 촉진하고, 과잉 발생한 유해한 활성산소를 무해한 물로 바꾸어 배출한다.

수소는 음식의 3대 영양소인 단백질(NH)·지방(COOH)·탄수화물(CHO) 모두에 포함되어 있는 생명에 반드시 필요한 본원적 원소다. 즉 이들 영양소(열량소)에는 수소(H)가 있어 에너지로 사용할 수 있는 것이다. 만약에 이들 영양소에 수소(H)가 없다면 여기에서 에너지를 만들어 낼 수 없는 것이다. 이 사실을 왜 중학교, 고등학교에서는 가르쳐 주지 않았는지 모르겠다.

수소는 원자량 1이라는 가장 작은 원소이므로 다른 어떠한 항산화물질에 비하여 자릿수가 다른 강력한 항산화력을 가질 뿐 아니라 빛 파장과 동일한 정도로 작기 때문에 인체의 어떠한 세포에도 들어갈 수 있다. 그래서 뇌에도 쉽게 들어갈 수 있는 것은 수소뿐이다.

파킨슨병환자가 늘어나고 있다.

파킨슨병은 운동장애와 특이한 몸 떨림이 특징 증상이다. 인지기능(기억력)도 떨어진다. 뇌 속에 흑질이라고 하는 도파민 분비 세포가 죽어서 생긴다. 수소는 뇌 속에도 잘 들어간다.

제8장 용존수소량

용존수소량

전해환원수(수소수)도 건강에 좋은 작용을 한다는 것을 알았다. 암 등 많은 난치병 환자가 방문하는 라듐온천으로 유명한 일본의 아키타의 온천에 함유되어 있는 용존수소량 측정에 의하면 0.07ppm(70ppb)정도로 매우 낮다. 그럼에도 효과가 있다고 일본 전국에서 수 만 명이 몰려든다. 수소는 이렇게 적은 량으로도 효과가 있다.

그렇다면 전해환원수에는 어느 정도의 수소가 함유되어 있을까? 좋은 환원수 기계의 경우는 0.10~0.30ppm 정도다. 전해환원수가 온천수보다는 수소용존량이 많다는 것을 알 수 있다.

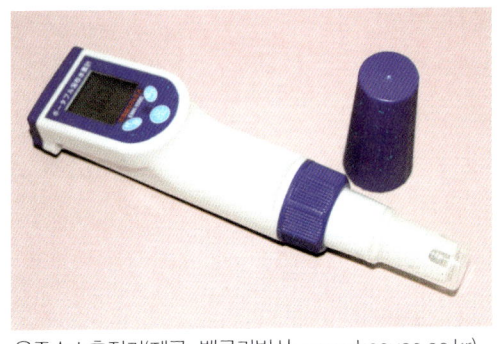

용존수소측정기(제공: 벨류리빙사, www.kosuso.co.kr)

0.1ppm이라는 것은 1리터 물속에 0.1밀리그램(mg)의 수소가 녹아있다는 의미다. 수소가 체내의 에너지 대사를 촉진하여 ATP를 만들어내고, 세포를 활성화하고 그 때 부산물로 만들어진 활성산소를 중화, 제거한

다는 것은 이미 설명했다.

그러나 인체의 세포수는 60조 개나 있으며, 그 속에 있는 수백 조개의 미토콘드리아에 충분한 마이너스 수소이온을 안정적으로 공급하기 위해서는 0.1ppm 정도로는 매우 부족하다. 적어도 그 10배에서 20배의 용존수소량이 필요하다. 그렇다고 수소를 충분히 보충하기 위해 물을 1일 50리터나 100리터를 마실 수는 더욱 없을 것이다.

마이너스 수소이온을 분말로 만들어 보조식품이나 식품에 배합함으로써 전해환원수 100리터 분을 쉽게 섭취할 수 있다면 더 이상적이지 않을까? 이것이 수소 건강식품이 탄생하게 된 배경이다.

전리수소수

전리수소수라 함은 일본 오이카와 박사가 주장하는 것으로, 수소수에 마이너스 수소이온이 풍부한 수소수를 의미한다. 지금까지 어떤 학자도 수소수에서 마이너스 수소이온을 논하는 사람은 없었다.

$H_2O \leftrightarrow H^+ + OH^-$
$H^+ + e \rightarrow H$
$H + e \rightarrow H^-$ (**마이너스 수소이온**)

수소이온의 생리활성에 대하여는 독일, 세르비아(러시아), 미국, 일본, 중국 등의 연구로 여러 가지 유용성이 확인되어, 학회나 논문에 다양하게 발표되고 있다.

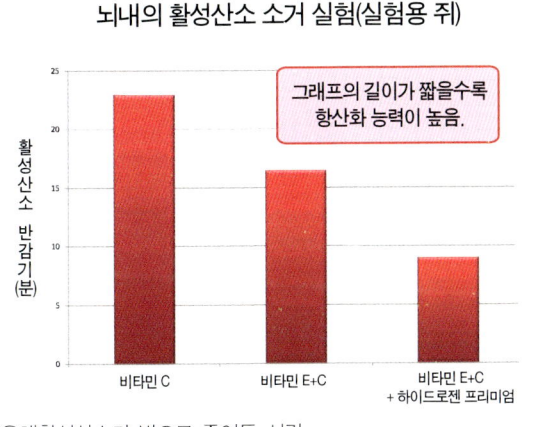

유해활성산소가 반으로 줄어든 시간

일본 뇌과학회에서 발표된, 실험용 쥐에 마이너스 수소이온을 넣은 사료를 먹인 실험에서는 「뇌 내의 과산화지질의 생성억제 효과」 또한 「비타민 C-E계 항산화성분과 조합한 뇌 내의 활성산소 소거능력 증강 효과」 등이 발표되어 있다.

일본통합의료학회에서 발표한 고지혈증 성인 남녀에 대한 식사 지도 후의 마이너스 수소이온을 섭취한 실험에서 「중성지방과 체중의 저하에 대한 효과」도 있다. 물론 수소수의 용존 수소량을 1.0ppm 이상으로 해서 매일 꾸준히 마신다면 그것도 도움이 될 것이다.

미국의 영양학술지 『뉴트리션 리서치』에 게재된 「노화촉진 모델 마우스에 마이너스 수소이온을 10주간 투여 후, 해마유전자 발현을 DNA 마이크로 아레법으로 해석」한 실험에서,

마이너스 수소이온함유 사료를 먹은 실험 군에서는 포유류가 갖고 있는 25,000개 모든 유전자의 스위치가, 당과 지질대사에 관련한 유전자 군은 향상(Up regulation)으로 나타났고, 발암계 유전자 군과 면역관련성 유전자군은 그 반대로 저하(Down regulation)하여 나타나는 것을 확인했다.

아래 내용은 2013년 4월 동경에서 개최된 『건강박람회 2013』에서 발표된 내용을 정리한 것이다.

오이카와 박사는 2012년 「제50회 일본약학회」에서 마이너스 수소이온 파우더를 녹인 물, 말하자면 '전리수소수 (수소플라즈마 워터)' 이론에 대해 발표했다.

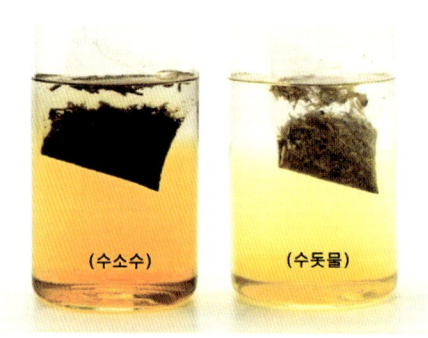

수소수의 녹차 침출비교

전리수소수는 수중에서 수소분자, 플러스 이온, 마이너스 이온이 동시 발생하는 플라즈마 상태에서, 수소면에 전리층이 생겨, 이것이 덮개 역할을 하며 수소의 방출을 막아주어 장시간 높은 환원력을 유지되는 점이 특징이다. 전리수소수는 상온, 상압에서 보존가능하고 환원력은 1년 6개월 이상도 지속될 수 있다고 한다.

전리수소수와 비전리수소수

일본 의사들이 가장 많이 구독하는 JMS(Japan Medical Society) 2010년 2월호 내용이다. 오이카와 박사는, 물에는 전리수소수 와 비전리수소수가 있고, 수소분자는 오르토(Ortho)형 수소분자와 파라(Para)형 수소분자가 있고, 수소플라즈마에는 기포상태의 플라즈마와, 물상태의 플라즈마가 있다고 했다.

우선 「전리수소수 와 비전리수소수」에 대하여 설명하면, 첫 번째로, 아무것도 첨가하지 않은 비전리수소수(수돗물)는 pH와 ORP가 변하지 않고, 장시간 초기 상태를 유지한다. 한편 아무것도 첨가하지 않은 전리수소수는 pH는 초기 상태를 유지하지만, ORP는 마이너스(-)로 변하며 환원력이 있는, 알칼리성 환원수 상태를 유지한다.

두 번째로, 비전리수소수(수돗물)와 전리수소수에 수소가스(H_2)를 5분간 첨가했을 때의 pH와 ORP의 시간에 따른 변화 실험에서, 비전리수소수(수돗물)의 경우에는 pH는 아무런 변화가 없지만(붉은 색), ORP는 수소가스의 영향으로 일단 급격히 내려가고(파란 색), 그러나 곧 수소가스가 빠져나가, ORP도 원래대로 돌아가 버린다.

한편 전리수소수의 경우에 수소가스를 5분간 첨가하면, 역시 pH는 아무런 변화가 없다.(붉은 색) 그러나 ORP는 수소가스의 영향으로 일단 조금 더 내려가지만(파란 색), ORP는 수소가스를 넣기 전과 동일한 정도의 환원상태로 24시간 이상안정하는 매우 특이한 현상이 일어난다. (OPR는 마이너스 상태를 유지)

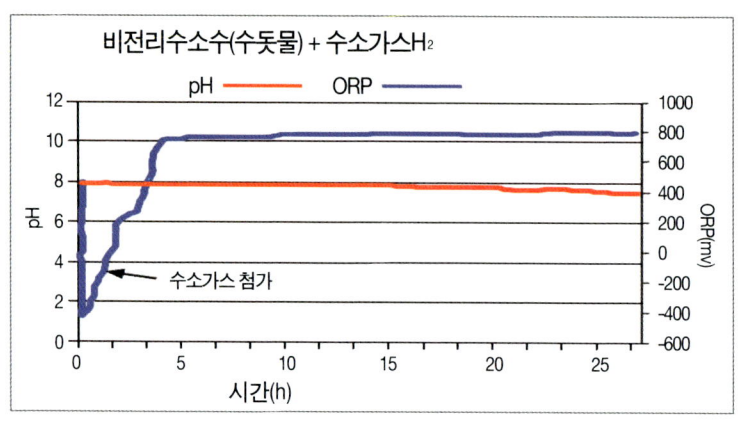

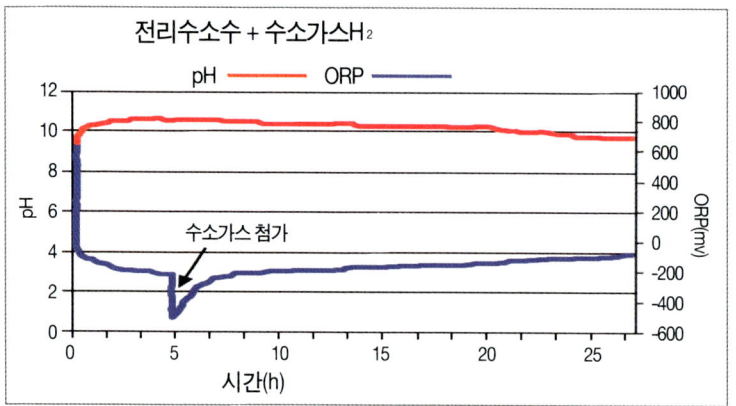

비전리수소수(위)와 전리수소수(아래)에 수소가스(5분간)를 첨가했을 때의 ph, ORP 변화

　전리수소수는 수소분자를 이온상태($H_2O \Leftrightarrow H^+ + H^-$)로 용존 하는 물이라는 것도 증명했다.

제9장 전리수소수

전리수소수의 존재를 실험으로 증명

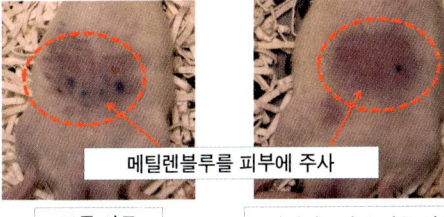

마이너스 수소이온에 의한 피부의 항산화력
2주간 마이너스 수소이온 사료를 먹인 실험 쥐의 피부 항산화 능력은?
메틸렌블루를 피부에 주사
보통 사료   마이너스 수소이온 사료

메틸렌블루를 이용한 실험을 소개한다.

메틸렌블루는 산화환원지시약(酸化還元指示藥)으로 최근에는 수소수의 환원성을 측정하는 시약으로도 사용되고 있다.

2주간 마이너스 수소이온을 넣은 사료를 먹인 실험용 쥐(우)와 보통의 사료를 먹인 실험용 쥐(좌)의 피부에 메틸렌블루를 주사하여 조사하였다.

보통의 사료를 먹인 실험용 쥐의 피부에 메틸렌블루를 주사한 결과 청색이 많이 남아 있었다. 하지만 마이너스 수소이온이 포함된 사료를 먹인 실험용 쥐의 피부에는 메틸렌블루의 청색이 거의 없었다.

실험용비커에 메틸렌블루용액을 넣고, 환원성 자화 세라믹 볼과 마이너스 수소이온 파우더를 투입한 결과, 메틸렌블루는 시간이 경과함에 따라 무색으로 변했다. 환원형 메틸렌블루용액을 만들 때는 약간의 비타민 C를 첨가하여 환원형을 만들었다.

먼저, 실험용 비커에 메틸렌블루용액을 넣고, 1번 비커에는 아무런 물질도 첨가하지 않았기 때문에 청색은 변하지 않았다.

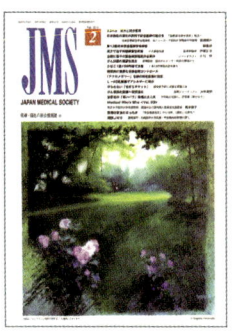

2번 비커에는 수소가스를 1시간 첨가하였지만, 청색은 변하지 않았다.

3번 비커에는 마이너스 수소이온(하이드로젠 프리미엄 칼슘)을 첨가하였더니, 청색이 시간이 경과함에 따라 사라졌다.

4번 비커에는 마이너스 수소이온을 방출하는 세라믹 볼을 첨가하였더니, 역시 청색은 사라졌다.

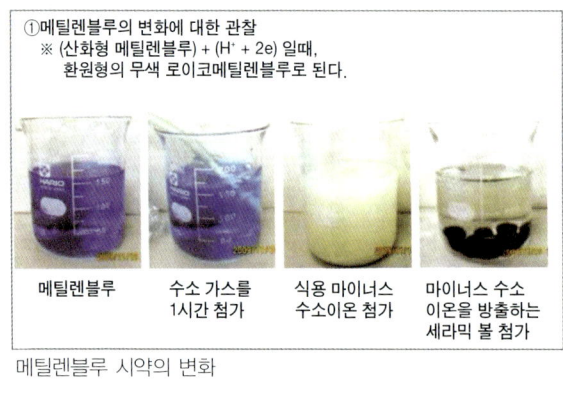

①메틸렌블루의 변화에 대한 관찰
※ (산화형 메틸렌블루) + (H^+ + 2e) 일때, 환원형의 무색 로이코메틸렌블루로 된다.

메틸렌블루 | 수소 가스를 1시간 첨가 | 식용 마이너스 수소이온 첨가 | 마이너스 수소이온을 방출하는 세라믹 볼 첨가

메틸렌블루 시약의 변화

이것으로 전리수소수는 2전자 환원 가능한 물이라는 것이다.

(이 내용은 일본 의사들이 가장 많이 구독하는 Japan Medical Society(JMS) 2010년 2월호에 실렸다.)

또한 메틸렌블루의 환원(2전자 환원)은 용존산소가 있는 곳

에서는 일어나지 않으므로, 전리수소수는 용존산소 제로(0)의 물이라는 것도 아울러 증명되었다.

전리수소수는 물 가운데에 산소가 없는 수소 진공상태의 조건을 갖고 있는 물이라는 것도 알게 되었다.

추가하여, 생물의 주요한 산화환원반응에 있어서 필수성분이라고 하는 NAD^+ (nicotinamide adenine dinucleotide, 산화형) 라는 물질에 대해, 생체 외에서 환원효소의 부재중에도 마이너스 수소이온 파우더가 NAD^+ 에서 NADH(환원형)의 변화를 이끌어내어, 2전자 (e)환원을 행한다는 실험결과도 발표했다.

물에 녹는 수소분자, 물에 녹지 않는 수소분자의 존재

수소분자에는 2개의 종류가 있다는 것이다.

1982년에 동경화학동인에서 출판된 「리-무기화학」(J. D.

수소분자의 분류

	수소결합양식	수소분자 타입	물에 대한 수용성 여부
고온 (250℃ 이상)	이온 결합성	오르토형 100%	수용성
저온 (-273℃ 이상)	공유 결합성	파라형 100%	불용성
상온 (23±1.5℃)	이온 결합성:공유 결합성 = 75:25	오르토형:파라형 =3:1	수용성:불용성 =3:1

(출처: J.D.Lee 「리-무기화학」, 동경화학동인, 1982년)

Lee 저)에서 인용하였다.

250℃이상의 고온 환경 아래에서는 수소가 어떻게 될까?, 또한 -273℃ 이하의 저온 환경 아래서는 어떻게 될까?, 상온에서는 어떻게 될까? 에 대한 내용이다. 이를 정리한 분류표를 소개한다.

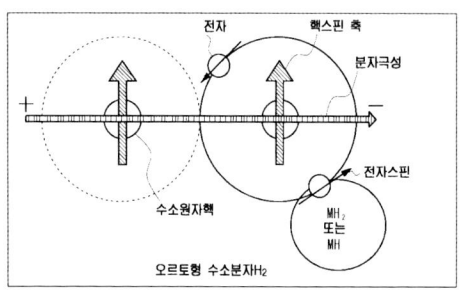

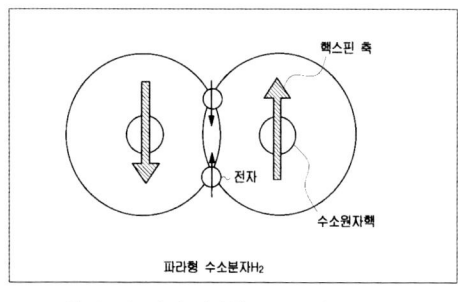

오르토형 수소분자와 파라형 수소분자

고온 환경 아래서 수소는 무산소환원 상태로서 이온결합성으로 변화한다. 이온결합성 수소는 -273℃ 이하로 되지 않는 한, 공유 결합성으로는 변화하지 않는다.

상온에서는 이온결합성과 공유결합성의 수소분자가 3:1비율로 존재한다.

물에 녹는 수소분자와 물에 녹지 않는 수소분자의 분자구조를 도면화한 것이다.

오르토형의 수소분자는 핵축이라고 불리는 핵 스핀축이 같은 방향을 향하고 있고, 전자를 공유하고 있지 않는다. 한편 파라형의 수소분자는 핵 스핀축이 반대방향을 향하고 있고, 전

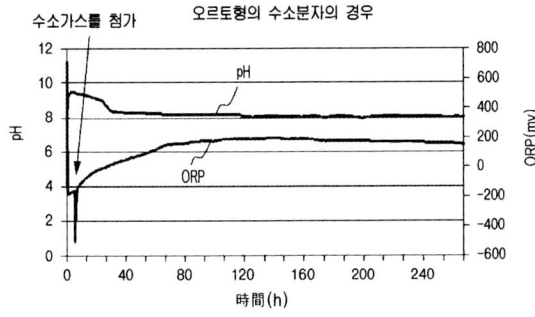
오르토형 수소분자

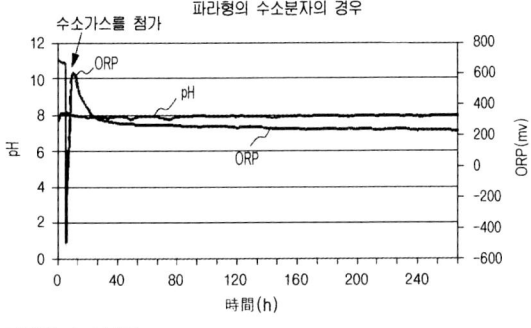
파라형 수소분자

자를 공유하고 있다.

오르토형의 수소분자는 이온결합이기 때문에, 물 가운데 들어가면 이온화하여 물에 녹는 상태가 된다.

오르토형의 수소분자의 경우는 수소가스를 첨가하면 일시적으로 약간 ORP가 더 내려가지만 곧 원위치로 되며 마이너스 (-) ORP를 유지한다.

이에 비하여 파라형의 수소분자의 경우는 수소가스를 첨가했을 때만 급격히 마이너스 (-) ORP를 나타내고 곧 바로 플러스(+) ORP를 유지한다.

제 2부

음식과 수소

- 양은모 -

제10장 마이너스 수소이온

마이너스 수소이온

「마이너스 수소이온」이란?

물(H_2O)을 전기 분해하면 ⊖극으로부터 수소가스(H_2)가 발생하고, ⊕극으로부터는 산소가스(O_2)가 발생한다는 것은 중학교 때 배웠을 것이다.

고등학교나 대학에서 화학을 배운 사람은 수소는 물에 녹으면 전자를 잃어버리고, ⊕전하를 가진 양이온(H^+)이 된다는 것도 알고 있을 것이다.

일부 사람들이 의심을 갖고 있는 마이너스 수소이온(H^-)에 대하여, 세계적으로 유명한 위키피디아 백과사전(영어판)에서는 다음과 같이 소개하고 있다.

'마이너스 수소이온은 수소이온중 하나이고, H^-로 표시한다. 마이너스 수소이온은 태양과 같은 별의 대기를 구성하는 중요한 구성 요소 중 하나다. 화학에서는 마이너스 수소이온을 **하이드리드**라고 한다.'

미국의 과학자 **어빙 랭뮤어**(Irving Langmuir, 1881~1957)는 1932년 원자상태 수소의 발견(H^-)으로 노벨상 화학상을 수상했다. 그는 1920년대부터 연구한 업적으로, 원자상태의 수소와 마이너스 수소이온(H^-)의 존재를 명확히 했다.

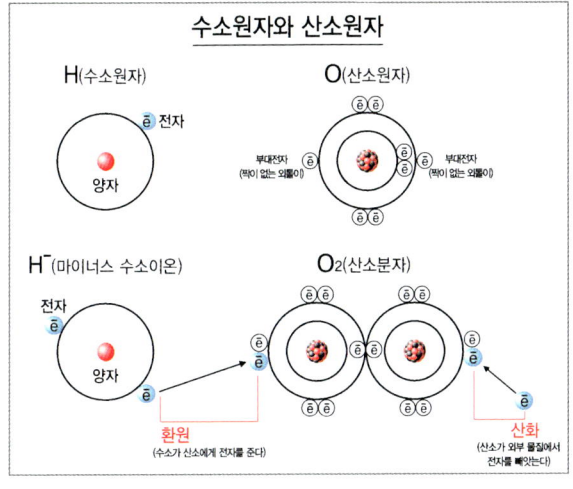

수소원자와 산소원자(산화와 환원)

물은 통상적으로 $H_2O \Leftrightarrow H^+ + OH^-$로 해리(解離)되기 때문에, 전기 분해하면 H^+가 ⊖극에 모이고 그곳에서 수소가스(H_2)가 발생한다.

대학에서 분자물리학을 전공한 사람은 수소이온은 양자 주변에 전자(e)를 갖지 않는 H^+라고 굳게 믿고 있기 때문에, 수소원자의 외부 궤도에 2개의 전자를 가진 마이너스 수소이온(H^-)이 존재할 것이라고는 꿈에도 생각하지 못했을 것이다.

일본 이와나미(岩波) **『이과학사전(理科學辭典)』** 에도 마이너스 수소이온(H^-)의 존재에 대해 자세히 적혀 있다.

약간 어렵지만 상세하게 설명하자.

'수소원자는 물속에서 이온화되기 때문에, 물은 통상 H^+(수소이온)와 OH^-(수산기이온)로 나눌 수 있다. 전기 분해하면 플러스에 전하된 수소이온 H^+는 음극에, OH^-는 양극에 모이게 되어, 음극에서 수소가스(H_2)가 발생한다.'

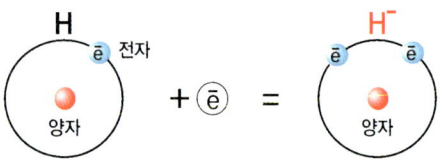

①수소원자는 물과 접하면 전자를 잃고, 이온화되면 H^+가 된다.
②수소원자에 또 다른 전자가 부가되어 2개의 전자를 갖게 되면 H^-가 된다.
③마이너스 수소이온(H^-)은 일반 수소원자(H)에 비해 강한 환원력이 있다.

이온화

　모든 물질은 대기 중에서 고온으로 플라즈마(plasma) 상태가 되거나, 빛의 흡수나 전자충격이 없으면 이온화되는 경우는 없다.
　그러나 물질이 물에 녹으면 쉽게 이온화된다. 이온이란, 원자핵 외부 궤도의 전자를 1개 또는 여러 개 잃어버려 ⊕이온이 되거나, 반대로 과잉 된 전자를 얻어 생기는 것으로 ⊕나 ⊖의 전하를 갖는 원자를 말한다.
　모든 물질(원자)은 물과 접하면 전자를 1개 잃고 양이온이 되려는 경향이 있다. 이것을 이온화 경향이라고 한다. 이온화 경향이 큰 금속일수록 산화되기 쉽다. 금은 이온화 경향이 약하다.
　그래서 금이 가장 산화되기 어려운 물질이라는 것이다.

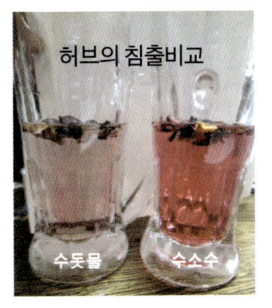
좌측이 수돗물, 우측이 수소수

이 설명을 수소에 대비하여 살펴보기로 하자.

수소는 물과 접하면 궤도에 있는 전자를 1개 잃고, 플러스 수소이온(H^+)이 된다.

반대로 수소원자에 또 1개의 전자가 부가되면, 궤도에 2개의 전자를 가진 마이너스 수소이온(H^-)이 될 것이다. 아래는 이온화 경향을 나타낸 것이다.

Li, K, Na, Ca, Mg, Al, Zn, Cr, Fe, Cd, Ni, An, Pb, H, Cu, Hg, Ag, Pd, Pt, Au
(리튬, 칼륨, 나트륨, 칼슘, 마그네슘, 알루미늄, 아연, 크롬, 철, 카드뮴, 니켈, 안티몬, 납, 수소, 동, 수은, 은, 팔라듐, 백금, 금)

$H + e \rightarrow H^-$

전자를 2개 갖고 있기 때문에 보통의 수소이온보다 강한 환원력을 갖고 있는 것은 당연하다. 바로 이 부분이 핵심이다. 즉 마이너스 수소이온을 섭취하면, 2개의 전자가 전달되어 우리 몸이 산화(노화)되는 것을 막을 수 있다는 것이다. 활성산소로부터 발생하는 모든 질병에 대하여도 방어할 수 있다는 이야기다.

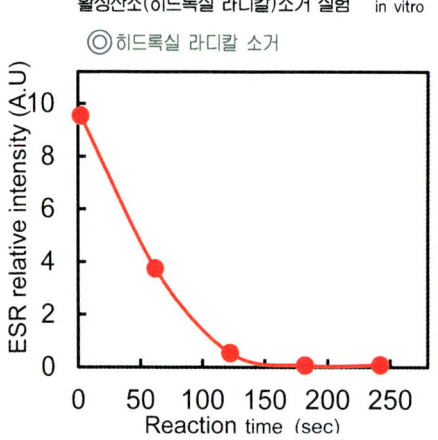

특히 마이너스 수소 이온은 활성산소 중에서도 가장 독성이 강한 히드록실 라디칼(hydroxyl radical)이라고 하는 가장 나쁜 활성산소만을 선택적으로 제거한다는 것이 확인되었다.

이는 매우 중요한 포인트다.

몸의 면역력 유지에 필요한 유익한 활성산소에는 작용하지 않고, 몸을 해롭게 만드는 해로운 활성산소에만 작용하여 물로 제거해 버린다는 것이다. 정말로 놀라운 일이다. 그래서 수소에 관심을 갖고 있는 것이다.

제11장 마이너스 수소이온과 산호칼슘

혈액뇌관문(BBB)

먼저 산호칼슘을 설명하기에 앞서 혈액뇌관문에 대해 알아보자.

뇌는 혈액 공급이 멈추면 10초안에 의식불명에 빠지고, 몇 분 정도면 회복불능의 손상을 입을 만큼 산소 결핍에 매우 취약한 장기라고 한다. 충분한 산소를 공급하기 위하여 몸 전체 약 5리터의 혈류량 중 20%에 상당하는 1리터의 혈류량이 매분마다 뇌로 보내지고 있다. 장기 크기에 비하면 상당히 많은 양이다.

그러나 뇌에는 뇌에 해로운 유해물질이 들어가지 못하도록, 특수한 관문(關門, barrier)이 있다. 이것을 **혈액뇌관문(blood brain barrier, 血液腦關門)**이라고 한다.

혈액뇌관문은 산소, 포도당, 아미노산, 물과 같이 특별히 선택된 물질은 통과하지만 대부분의 약물은 통과하지 못한다. 알코올이나 마약 등 일부의 물질은 이 관문을 빠져나가 뇌에 도달하여 나쁜 영향을 주며, 때에 따라서는 돌이킬 수 없는 심각한 손상을 입히기도 한다.

혈액뇌관문은 폴리페놀 등의 분자량이 큰 항산화물이나 비타민류도 통과시키지 않는다. 140억 개나 되는 신경세포가 모여 있고, 에너지 대사에 필연적으로 발생하는 활성산소의 피해

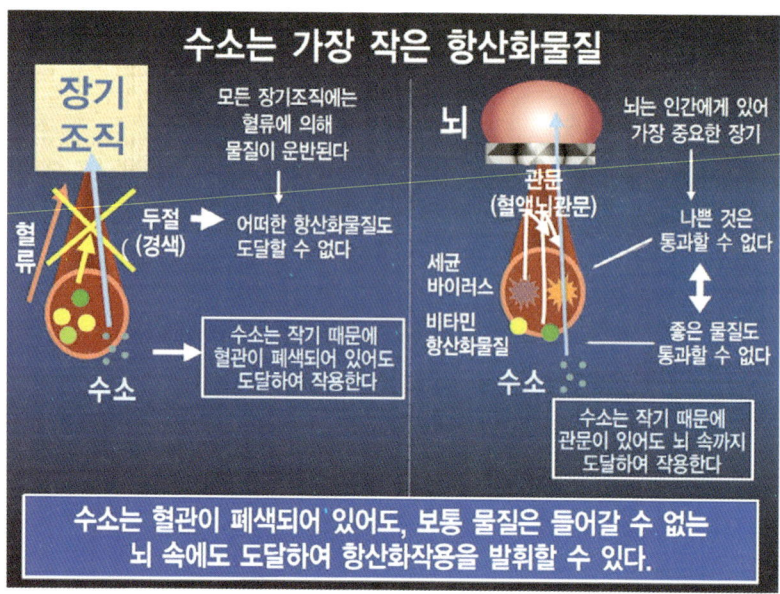

출처 : 「수소의 가능성」

로부터 뇌세포를 보호하기 위해서는 혈액뇌관문을 통과할 수 있는 수소가 가장 우수한 항산화물이다.

우리 몸 세포는 1개의 수정란에서 시작하여 60조 개까지 증식하게 된다. 통상 하나의 세포는 50회 정도 분열하지만, 소장의 상피세포는 5,000회의 세포분열을 반복한다.

이는 매일 3,000억 개의 세포가 사멸되고 새로운 세포로 바뀌어 진다는 의미다.

혈액속의 적혈구 수명은 120일, 위 점액세포는 2~3일, 소장 영양흡수세포는 24시간정도의 수명을 가진다.

이에 비하면 뇌세포 수명은 인체의 다른 세포의 수명과는

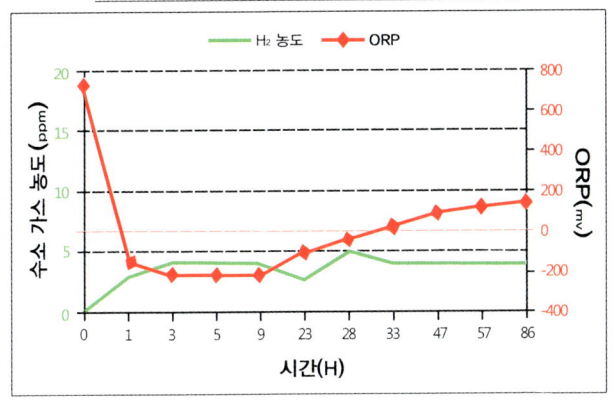

크게 다르다. 뇌세포는 20세 무렵부터는 1일 몇 만개씩 파괴되지만 기본적으로는 150년이상 살 수 있다.

물론 나이를 먹으면 뇌세포는 감소하지만 지능이 저하하는 경우는 거의 없다. 뇌의 정상적인 활동을 유지하기 위해서는 과잉 활성산소로 뇌세포가 손상 되지 않도록 수소를 활용해야 한다.

인간의 뇌에 뇌세포 기능을 파괴하는 독소물질이 뇌로의 진입을 제한하는 혈액뇌관문이 있어 다행이다. 반면 뇌가 손상을 입은 경우, 치료약이 통과하지 못해 커다란 걸림돌이 되기도 한다. 그래서 뇌의 질병 - 치매, 파킨슨씨병, 간질, 소뇌위축증, 자폐증 등이 치료하기 어려운 것이다. 이때 수소를 충분히 공급해 준다면 도움이 되지 않을까?

수소의 분자량은 다른 영양소에 비하여 극히 작으므로 쉽게 이 혈액뇌관문을 통과할 수 있다. 노화의 원인이 되는 활성산소를 중화, 제거하여 뇌를 노화로부터 지켜줄 수도 있다.

가까운 장래에 수소가 인지증(치매)의 근본적 해결책이 될 가능성도 있다.

수소 흡장(吸藏) 산호칼슘(coral calcium)

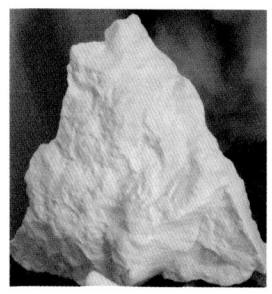

산호 원석 덩어리

칼슘에 흡수 저장된 대량의 수소원자는 체내에서 물과 접했을 때야 비로소 마이너스 수소이온(H^-)을 장시간 그리고 지속적으로 발생한다.

혈액의 성분은 해수(海水)에 가깝다. 인체를 구성하는 원소는 해수 성분과 매우 비슷하고, 지구표면 지각(地殼)성분과는 많이 다르다.

혈액의 주역은 칼슘이다. 육지로 올라온 동물은 공기라고 하는 칼슘이 없는 환경에서 살아가기 때문에 해수와 동질의 물질을 몸속에 넣고 몸속을 빙빙 돌면서 세포에 칼슘을 공급해야만 한다. 이것이 혈액이다.

혈액 속에는 일정량의 칼슘이 녹아 심장이나 뇌의 작용, 호르몬 분비, 혈액 응고 작용을 하고 있다. 혈액 중 칼슘이온 농도가 저하되면 경련을 일으키거나, 뇌 활동이 둔화되거나, 불안하고 초조하고 안정을 찾지 못하며, 맥박도 흐트러진다.

혈액 속 칼슘이온 농도가 내려가면 부갑상선호르몬이 곧바로 분비되어, 뼈에서 칼슘을 녹여서라도 혈액 속 칼슘을 일정하게 유지시켜 준다. 뼈 속에는 인체의 칼슘 90%가 있으며, 총량은 약 1킬로그램(100만 밀리그램)이다. 인체의 혈액총량을 5리터로 하면, 혈액 중 칼슘 총량은 250밀리그램이므로 뼈 속 칼슘의 4,000분의 1에 상당한다.
　뼈 속의 칼슘이 몇 백분의 1이라도 녹아 혈액 속으로 들어가면 큰일 난다. 혈액 속 칼슘 이온 농도는 일정량을 넘지 않도록 하는 정밀 조정장치가 있다.
　입을 통하여 섭취된 칼슘은 뼈에서 녹아 나온 칼슘과는 전혀 다르다. 칼슘은 아무리 많이 섭취해도 반드시 장을 통하여 흡수되기 때문에 체내 혈액 속에 충분한 칼슘이 있을 경우에는 더 이상 필요하지 않아, 흡수되지 않고 그대로 대변으로 배출시킨다.

원소조성의 비교표

원소조성(원자수 %)

구분		지각	해수	인체
수소	H	0.22	63.00	63.00
산소	O	47.00	33.00	25.50
규소	Si	28.00		
알루미늄	Al	7.90		
마그네슘	Mg	4.50	0.03	0.01
철	Fe	4.50		
칼슘	Ca	3.50	0.01	0.31
칼륨	K	2.50	0.01	0.06
나트륨	Na	2.50	0.28	0.03

　칼슘을 충분히 섭취하면 세포에 생생하게 작용해 혈액은 건강한 농도로 유지되며, 혈관도 젊고, 뼈를 녹이는 일도 없으므로 건강하게 지낼 수 있다.

제12장 수소를 식품에 응용

식품의 기초소재로서의 용도

수소를 빵, 쿠키, 비스킷, 면, 햄, 소시지, 냉동 생선 등 각종 식재료에 배합하는 것도 가능하다. 높은 환원력이 있어, 식품 보존제의 양을 대폭으로 줄일 수 있을 것이다. 수소에는 유해한 활성산소를 중화, 제거하는 작용이 있다는 것은 ESR(전자스핀공명장치)로도 이미 확인되었다. 식재료에 수소를 첨가함으로써 식품에 높은 상품가치를 줄 수도 있으므로 식재료 혁명을 일으키게 될 가능성이 많다.

방부제를 넣지 않은 상태에서 식빵을 만들때 수소를 첨가한 제품과 수소를 첨가하지 않은 제품을 비교해 보았다. 상온에서 곰팡이가 피는 정도를 비교해 보았더니 놀라울 정도로 커다란 차이가 있었다.

이는 한국인이 좋아하는 잡채의 경우도 그러했다. 잡채는 동물성 고기와 식물성 야채 그리고 기름이 어우러진 최고의 요리라고 할 수 있다. 그러나 조금만 방심하면 잡채는 이내 변질(쉬어 버린다)되어 장시간 보관하기가 가장 까다로운 식품 중 하나다. 그렇다고 잡채를 냉장고에 보관하면 맛이 없어진다. 이럴 때 쉽게 활용할 수 있는 것이 마이너스 수소이온이다. 잡채에 캡슐 형태의 마이너스 수소이온을 몇 캡슐 섞어서 요리하

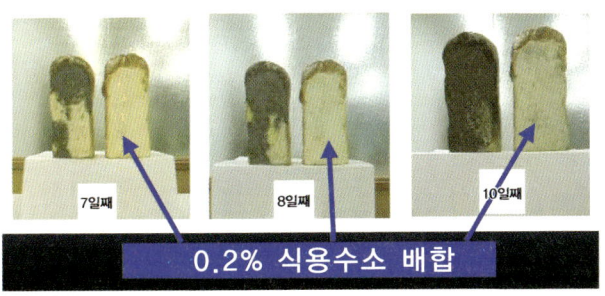

빵의 산화부패

빵 반죽에 0.2%의 먹는 수소를 배합하여 구운 빵(오른쪽)에는 곰팡이가 거의 생기지 않아, 산화부패를 억제하는 것이 확인되었다.

0.2% 식용수소 배합

출처:「식용수소와 건강혁명」

면 맛도 더 좋아지고, 보관 기간도 훨씬 길어진다.

빵 원재료에 0.2%의 마이너스 수소이온을 배합하여 구운 빵은 상온에서 7~8일 경과하여도 거의 곰팡이가 생기지 않았다. 그 외에 각종 식재료, 면, 스낵, 어묵, 햄, 소시지, 초콜릿 등에 마이너스 수소이온을 배합함으로서 산화부패를 억제할 수 있다.

실제로 일본의 고급 레스토랑 일부에서는 수소 캡슐과 수소수로 요리하여 고객들로부터 큰 호응을 얻고 있다.

식용유 산화방지제로서의 용도

과자나 튀김, 돈가스 등을 조리할 때 사용하는 기름은 특히 식물류에 많은 불포화지방산의 경우, 열을 가열하면 급속하게 산화될 수밖에 없다.

기름에 튀김을 하는 과정에서 산소와 결합하여 과산화물로 변하기 때문에 수소 파우더로 환원작용을 유도한다면, 산화를 상당히 억제할 수 있다.

불과 1~2그램 정도의 수소 파우더를 여러번 사용하여 산화된 20리터의 튀김 기름에 넣으면 튀김기름을 환원 할 수 있다. 실제로 일본의 유명 백화점(M) 식당가에서는 수소 파우더로 모든 튀김 기름을 환원시켜, 튀김 요리도 맛있게 만들고, 튀김 기름도 장시간 사용할 수 있도록 하고 있다.

일식요리점, 중식요리점, 패스트푸드점, 학교 급식센터나 백화점의 푸드 코트 등 튀김기름을 사용하는 모든 요리 현장이나 가정의 부엌에서도 쉽게 활용 할 수 있을 것이다.

우유를 가지고 실험해 보았다.

시판 우유를 구입하여 비커 2개에 우유를 200cc씩 붓고, 한쪽(왼쪽)에는 식용수소를 첨가하지 않고, 다른 한쪽(오른쪽)에는 식용수소 400mg 5캡슐을 넣은 뒤 산화환원전

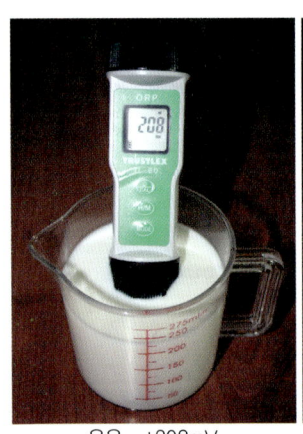
우유, +208mV

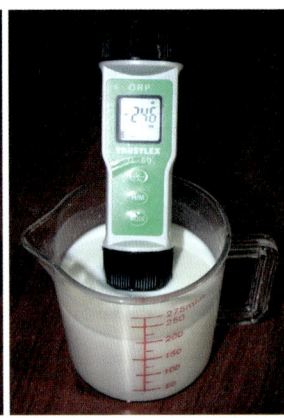
우유 + 수소첨가, -246mV

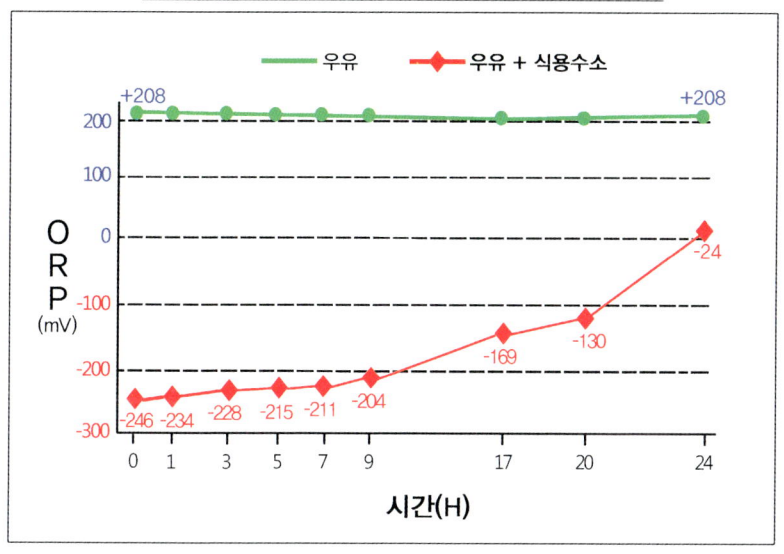

위(ORP)를 측정하였다.

　첫 번째 비커에서 우유의 ORP 는 플러스(+) 208㎷ 로 측정되었고, 시간이 경과하여도 큰 변화는 없었다.

　두 번째 비커에는 우유에 하이드로젠 프리미엄 수소 캡슐을 넣자마자 ORP 가 마이너스(-) 246㎷ 로 급격하게 내려갔고, 시간이 경과함에 따라 서서히 플러스(+) 쪽으로 올라갔다. 그러나 하이드로젠 수소 캡슐을 넣은 우유는 24시간이 지나서도 ORP 는 마이너스(-) 상태를 유지했다.

　다음에는 두유에 실험을 했다.

시판 두유를 구입하여 비커 2개에 두유 각 200cc를 붓고, 한쪽(왼쪽)에는 하이드로젠 수소캡슐을 첨가하지 않고, 다른 한쪽(오른쪽)에는 하이드로젠 수소캡슐 400mg 3캡슐을

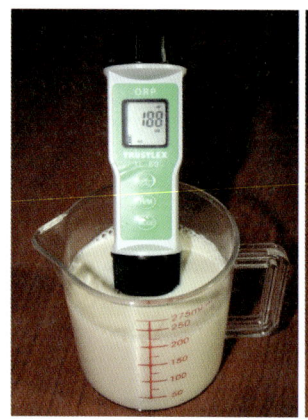
두유, +188mV

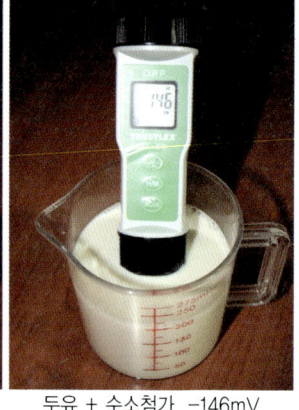
두유 + 수소첨가, -146mV

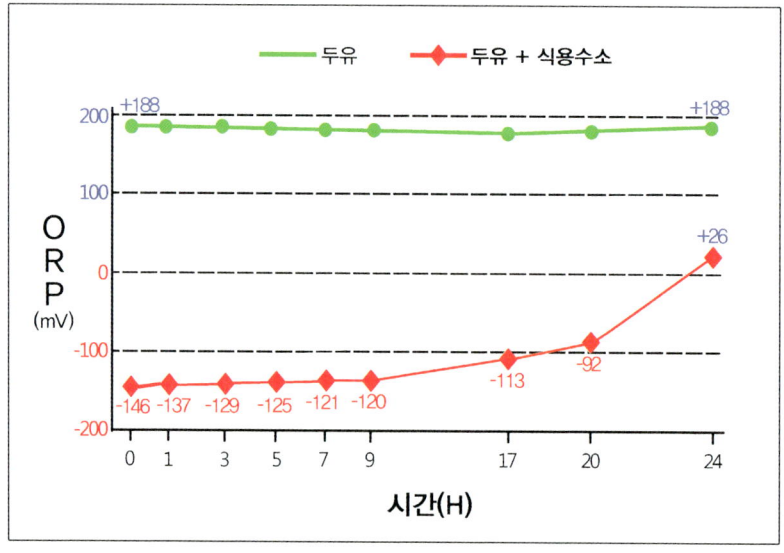
두유와 두유+식용수소첨가 ORP변화

넣은 뒤 산화환원전위(ORP)를 측정하였다.

첫 번째 비커의 두유 ORP 는 플러스(+) 188mV로 측정되었고, 시간이 경과하여도 역시 아무런 변화가 없었다.

두 번째 비커에서는 두유에 하이드로젠 수소캡슐 즉 식용수소를 넣자마자 ORP 가 마이너스(-) 146mV 로 내려갔고, 시간이 경과함에 따라 서서히 플러스(+) 쪽으로 향했다. 그러나 20시간 후까지도 마이너스(-) 상태를 유지했다.

이로써 두유와 우유에 식용수소를 첨가했을 경우 ORP 가 마이너스(-)로 급격하게 내려가며, 20시간 이상 산화환원전위가 마이너스(-)를 유지하고 있다는 것을 알게 되었다. 그밖에 우유와 두유를 실온에서 개방, 보관했음에도 24시간 동안 산화, 부패하지 않았다는 것도 알게 되었다. 즉 부패가 진행되지 못했다는 것도 증명되었다. 이를 잘 활용한다면 국민 건강에 크게 도움이 될 가능성이 많다. 산화방지제와 방부제를 사용하지 않고, 오히려 건강에 도움이 되는 식품을 제조할 수 있기 때문이다.

음식 원재료에 응용

서울 시내의 수돗물과 포터블 수소수기(훈자)의 수소수의 산화환원전위(ORP)를 측정해 보았다.

서울의 수돗물은 외국의 수돗물에 비하면 그래도 매우 양호한

ORP(산화환원전위) 측정

▶ 서울 수돗물 (+302mV)

▶ 훈자수소수기 수소수 (−594mV)

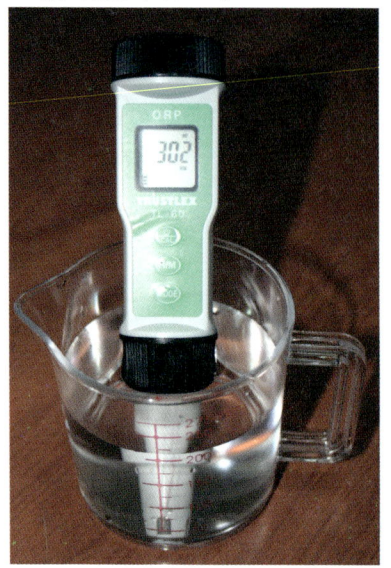
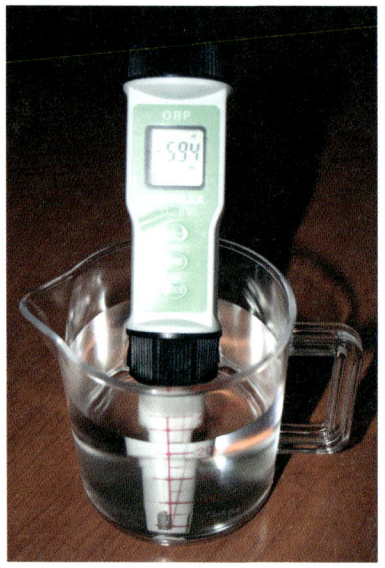

편이다. 일본이나 미국의 수돗물은 보통 +500 ~ +600mV 정도인데 비하여, +302mV 이었다. 세계 최고의 포터블 수소수기라고 하는 「훈자」 수소수기는 −594mV 이었다.

밀가루 음식 그러니까 만두, 칼국수, 수제비, 라면, 우동 등의 면류, 빵이나 만두, 쿠키나 비스킷 등의 스낵에도 마찬가지로 마이너스 수소이온을 0.1~0.5 퍼센트 정도 배합하거나, 수소수로 반죽을 한다면 건강에 크게 도움을 줄 수 있는 음식이 될 것이다.

밥이나 야채나 과일을 씻을 때도 수소수를 사용하면 좋겠다.

제13장 음식물과 질환

의식동원

의식동원(醫食同源: 의약과 음식은 근원이 같다는 뜻)이라는 말이 있다.

식(食)이라는 한자는 본래 人(사람인 변)에 良(어질 양, 좋다는 뜻)이라고 쓰고「사람에게 유익한 것」이「식(食)」이다.

음식을 먹어 건강에 좋은 것을 나타내는 것인데, 지금은 농산물, 축산물, 양식어류 모두 인공적, 공업적으로 생산되며, 농약, 살충제, 항생제, 성장호르몬 등이 대량으로 사용되고 있다. 그 외에도 가공 단계에서 다시 합성보존료나 인공착색료 등의 식품첨가물이 배합된 결과, 많은 사람 특히 어린이들에게 알레르기나 아토피로 고민하게 만드는 비참한 결과를 초래하고 있다.

아토피 치료 전 후의 사진을 보자. 너무나 다른 모습에 동일인이 아닌 것으로 착각할 정도다.

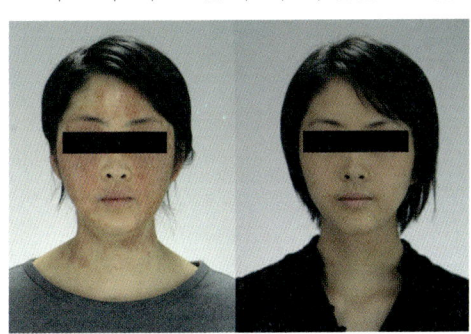
아토피 전, 후 사진

「복합오염」이라고 말하는 화학물질이 인간의 신체에 들어오는 것은 좋을 리가 없다. 체내에서 과잉 된 활성산소를 만들어 내고, 그것이 원인이 되어 생활습관병이라고 하는 수많은 질병에 걸리고 있다.

의식동원(醫食同源)이라는 말의 참 뜻을 생각하자. 신체에 좋은 음식을 섭취하는 것, 즉 건강을 유지하는 것은 음식이기 때문에 병을 치료하는 것도 약이 아니라 신체가 본래 가지고 있는 **자연치유력(自然治癒力)**으로 생각할 수 있다. 에너지대사를 촉진하고, 세포에 활력을 주고, 체내의 과잉 된 활성산소 생성을 억제하고, 에너지대사를 촉진하고, 세포에 활력을 줄 수 있는 것 즉 수소다. 그런 의미로 수소야말로 진정한 건강식품, 진정한 건강물(水)이라고 할 수 있다.

뇌의 작용과 마음

자연치유력을 일으킬 수 있는 것은 음식뿐만이 아니다.

정신력! 즉 어떠한 마음을 먹느냐에 따라서 사람은 병에 걸리기도 하고 건강해지기도 한다. 우리나라의 한자 중에 **병(病)**, 이라는 뜻은, 뜻을 나타내는 **병질엄(疒)**, 병상에 드러누운 모양) 부(部)와 음(音)을 나타내는 丙(병)으로 이루어진 글자다. 즉 침대에 드러누운 것이 병인 것이다.

암(癌)이라는 한자가 있다. 이는 뜻을

나타내는 병질엄(疒, 병상에 드러누운 모양)부(部)와 음(音)을 나타내는 글자 嵒(암)이 합(合)하여 이루어진 것이다. 그런데 음을 나타내는 글자를 자세히 살펴보면, 品(품)자와 山(산)자가 합쳐진 글자다. 입구(口)가 셋이나 있다. 위에 있는 입(口)은 목소리를 의미하고, 밑에 있는 입(口)은 먹는 것을 의미한다고 생각된다. 즉 목소리를 높이는 일이 많으면 癌(암)에 걸릴 수 있다는 것이다. 즉 싸우고 스트레스를 많이 받으면 암에 걸릴 수 있다는 것일 것이다. 또한 아래에 있는 입 구(口)는 음식을 먹고 또 먹어 너무 많이 먹으면 또한 암(癌)에 걸릴 수 있다는 것일 것이다.

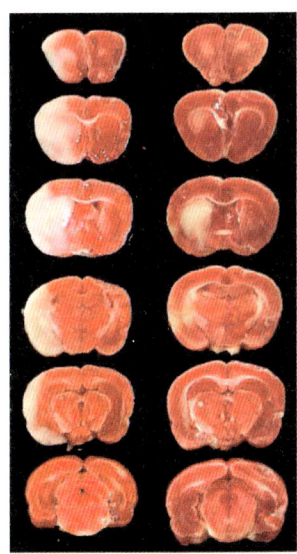

왼쪽 흰 부분이 뇌경색, 오른쪽 뇌는 수소 24시간 후 대폭 감소 (네이처 잡지, 미국)

여기서 배우는 것은 스트레스를 적게 받고, 음식을 소식(小食)하라는 것이 아닐까?

오래 전부터 내려오는 말에 「**마음의 병**」이라는 말이 있다. 그래서 환자를 한자로 환자(患者)라고 쓴다. 즉 **마음(心)** 가운데 무엇인가 **곶(串)** 즉 꼬챙이가 꽂히어 있다는 뜻이다. 마음이 평안하면 병이 거의 없을 것이다. 일본말로는 「기(氣)」에 병이 드는 것을 「병(病氣)」라고 말한다. 「기(氣)」 즉 마음이 병들면 사람은 병이

제2부 **음식과 수소** 93

된다는 인식이다. 「병(病氣)」가 원래 상태로 되돌아오는 것을 원기(元氣)라고 말하기도 한다.

현대사회에는 많은 스트레스가 수반되며 스트레스는 우리 심신을 상하게 한다. 우리는 스트레스를 한가지로 말하지만 사실 스트레스에도 좋은 스트레스도 있고 나쁜 스트레스도 있다. 스트레스를 긍정적이고 적극적 사고로 받아들이느냐, 반대로 소극적이고 부정적으로 받아들이느냐에 따라서 신체에 미치는 영향은 하늘과 땅 차이다.

마찬가지로 암에 걸려도 그것을 어떻게 받아들이느냐에 따라서 치유력에 커다란 차이가 생긴다. 생체 면역시스템은 사람이 알고 있는 것을 초월하는 경우가 너무나 많다.

단순히 NK세포, T세포, B세포 등의 면역시스템 작용만으로 병이 치유되는 것은 아니다. 거기에는 정신력이 큰 역할을 하고 있다. 정신이란, 마음을 말하며 「뇌」가 중요한 역할을 하고 있다.

뇌에는 혈액뇌관문이 있으며, 뇌세포로 보내지는 포도당, 아미노산 등은 투과시키지만, 세포나 미토콘드리아, DNA를 상하게 하는 활성산소를 중화하는 물질이라도 분자량이 크면 통과시키지 않는다. 비타민이나 폴리페놀 등의 고분자량 항산화물은 뇌의 혈액뇌관문을 통과할 수가 없다.

원자량이 1인 우주에서 최소 요소인 수소는 무사통과다.

수소는 뇌의 에너지 대사, 활성화에 관계되어 있을까?

수소는 환원 물질인가?

마이너스 수소이온이 진실로 우리 몸 가운데서 일어나는 에너지를 생산하는 과정인 $NAD^+ \Rightarrow NADH$ 과정을 분광광도계로 그 패턴을 조사했다. 즉 생체(인체) 밖 환원 효소가 없는 상태에서 마이너스 수소이온이 동일한 패턴을 나타나는지 검사했다.

효소 작용

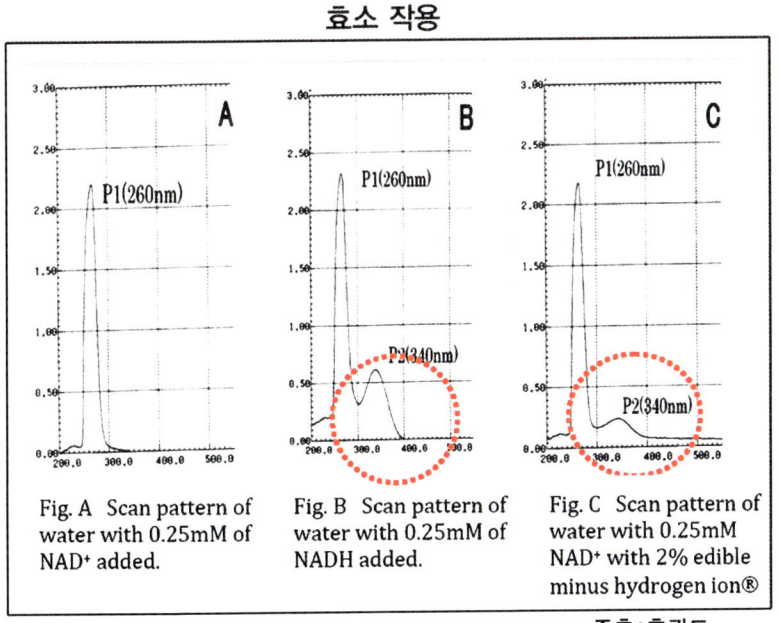

Fig. A Scan pattern of water with 0.25mM of NAD⁺ added.

Fig. B Scan pattern of water with 0.25mM of NADH added.

Fig. C Scan pattern of water with 0.25mM NAD⁺ with 2% edible minus hydrogen ion®

종축 : 흡광도
횡축 : 파장(nm)

첫째, (A)의 일반 NAD^+ 수용액에서는 P1(260nm)에서만 반응했지 아무런 추가 반응이 없었다. (0.25mM) NADH로의 변환이 전혀 일어나지 않았다는 것이다.

둘째로는 (B)의 NADH 수용액의 패턴을 조사했더니, P1(260nm)에서는 첫 번째 반응 즉 NAD^+ 패턴과 동일했지만, P2(340nm)라고 하는 독특한 2차 패턴이 발생하여 NADH로의 변환이 확인됐다. (0.25mM) 이는 생체에서 일어나는 NAD^+가 NADH로 변환하며, 에너지를 생산하는 반응과 동일한 것이다.

셋째로, (C)의 2% 마이너스 수소이온(H^-)을 첨가한 실험에서는 역시 P1(260nm)에서는 앞의 (A)와 (B)에서의 NAD^+, NADH 패턴과 같은 결과를 얻었다. 특히 P2(340nm) 반응에서 두 번째 패턴 (B)와 동일한 영역에서 동일한 패턴이 발생하여, NADH 반응이 동일하게 일어났음을 증명하였다.

이로서 마이너스 수소이온은 NAD^+를 NADH로 바꾸는 물질 즉 생체 내에서 에너지를 생산하는 과정과 동일한 현상이 일어나고 있음이 확인됐다.

다시 한번 정리하면 수소는 실제 생체에서 일어나는 $NAD^+ + H^- \rightarrow NADH$ 과정을 완벽하게 재현하고 있어, 생체 반응과 동일하다는 것이다.

제14장 물속에 포함되어 있는 수소

물속에 포함되어 있는 수소(H_2)를 분해하여 사용

인체에 함유되어 있는 수분량은 연령에 따라서 크게 변화한다. 신생아는 80퍼센트 정도가 수분이지만, 노인이 되면 50퍼센트 정도까지 수분량이 감소한다. 노화라는 것은 수분 비율이 적어지는 것이라고도 할 수 있다. 사람이 1일 흡수하는 물의 양은 3.0리터다. 마시는 물로 섭취하는 것이 약 2.0리터 정도이며, 나머지는 음식에 함유되어 있는 수분을 흡수하는 것이다.

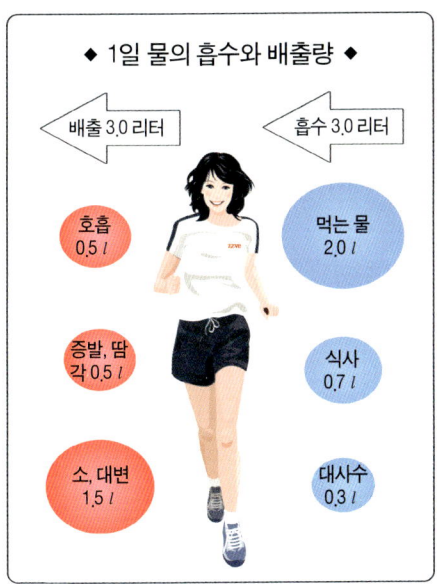

한편 배출하는 양에는 개인 차이가 있다. 대소변으로 1.5리터, 증발과 땀으로 각 0.5리터, 호흡할 때의 배기에 의하여 0.5리터정도 배출하여 전체적으로는 밸런스를 이루고 있다.

체내로 들어온 물은 음식을 소화할 때에 물질을 녹이는 「용매」 역할도 하지만, 그 외에 녹은 영양분의 운반역할과 불필요하게 된

물질을 체외로 내보내는 중요한 역할도 한다.

분명 물(H_2O)은 수소 2원자와 산소 1원자의 비율로 화학적으로 결합된 것이므로 그것을 본래의 구성원소로 되돌려 물에서 수소를 꺼내어 사용할 수 있을 것이다. 그렇지만 수소를 물로부터 분리하기 위해서는 커다란 에너지가 필요하다. 동물은 이런 에너지를 갖고 있지 않다.

이과(理科) 실험에서 물을 전기 분해하여 음극으로부터 수소(H_2)를 발생시키고, 양극으로부터 산소(O_2)를 발생시키는데 필요한 전기 분해용 전기는 에너지 그 자체다. 에너지를 가하지 않으면 이와 같은 화학반응은 절대로 일어나지 않는다.

이것은 수소가스(H_2)와 산소가스(O_2)를 함께 섞어도 물이 되지 않는 것과 마찬가지다. $2H_2 + O_2 = 2H_2O$ 반응을 일으키기 위해서는 불(火)을 붙여야만 한다. 즉 열이라

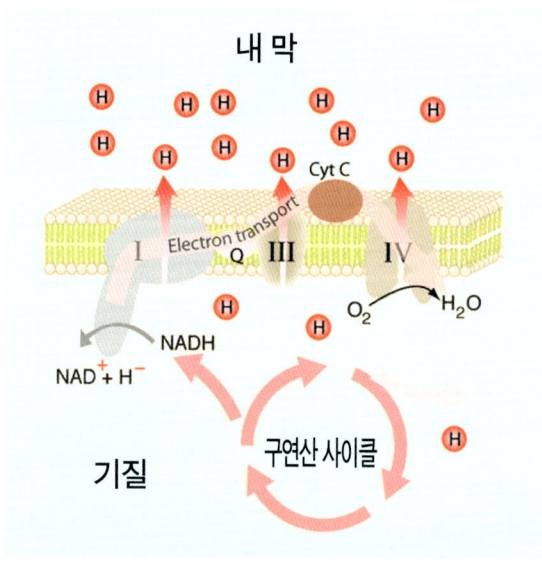

구연산 사이클에서의 내막과 기질

는 에너지를 가하여 산소와 수소가 일순간에 폭발적으로 산화되어 연소하는 작용이 꼭 필요하다.

인간의 체내는 36.5도 전후의 온도다. 비교적 낮은 영역이므로, 전기분해와 달리 물에서 산소와 수소를 분리해 낼 수는 없다. 그 대신에 세포 속에 있는 미토콘드리아에서는 끊임없이 구연산 사이클(TCA)이라는 에너지대사가 이루어지고 있으며, 음식의 주성분인 탄수화물 속에 함유되어 있는 수소를 계속 분리하는 일을 한다. 탄수화물에 함유되어 있는 산소와 반응하여 탄산가스(CO_2)가 되고, 정맥을 통해 폐로 되돌아 와 호흡을 통해 외부로 배출한다.

수소는 산소 또는 활성산소와 결합하여 물이 되어 체외로 배출된다. 우리가 하루 필요한 물 중 상당 부분을 음식에서 섭취하고 있다.

일반 수돗물과 수소수를 음용한 후의 배설 상태도 보고되었다. 음용 2시간 후의 배설 횟수와 배설량에서도 수소수를 마셨을 경우, 수돗물보다 배설 횟수가 많다는 보고도 있다.

체지방 감소에 대한 보고에서도 일반 수돗물을 섭취한 군에서보다 수소수를 섭취한 군에서 훨씬 체지방 감소에 효과적이었다. 또한 내장지방의 감소에서도 수소수는 효과적이라는 보고도 많다. 이런 국제적인 논문들은 우리 실제 생활에서 응용하고 활용하기 쉬운 내용들이다.

출처 : 「수소의 가능성」

항산화력과 항산화라는 말

산화란 상대 물질로부터「전자를 빼앗는다.」이고, 환원이란 그 반대로 상대에게「전자를 제공한다.」이다. 비타민, 카테킨, 플라보노이드, 폴리페놀 등의 항산화물은 활성산소가 세포로부터 전자를 빼앗아 산화 할 때 사용할 수 있는 환원력과 수소 원자의 환원력을 비교하면 그 효율은 하늘과 땅 차이다.

수소는 원자량이 1로 환원용 전자를 1개 제공할 수 있다. 수소는 매우 작은 물질이지만, 그래도 1개의 전자를 다른 물질에 전해줄 수 있는 능력을 갖고 있다.

이에 비하여 비타민 C의 원자량은 176, 비타민 E는 431, 카테킨은 290, 폴리페놀은 221, 코엔자임 Q10은 863의 거대한 원자량이지만 환원을 위하여 상대에게 줄 수 있는 전자는 단지, 단지 1개밖에 없다.

이것이 수소와 다른 물질과의 차이다.

수소는 코엔자임 Q10의 863배 환원력을 가졌다는 결론이다.

다른 항산화제와 비교한 과학적 데이터

중국의 대련(大連)의과대학 내에는 중일(中日)합작의약과학연구소가 있다.

그곳에 의뢰하여 실시한 비타민 C, 비타민 E, 피크노제놀(pycnogenol, 항산화제) 등의 각종 항산화물과 마이너스 수소이온을 쥐에 투여한 후 비교하였다.

CCL4(사염화탄소)로 유발된 급성간염 모델 쥐에 대하여 각종 항산화물과 마이너스 수

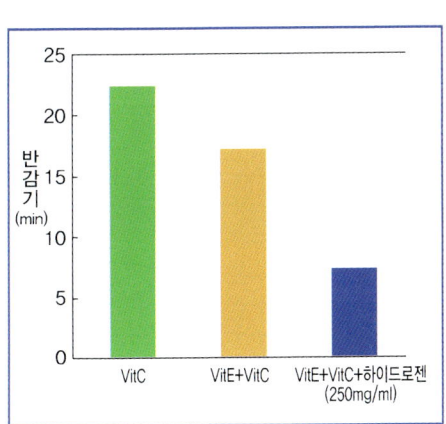

MDA 반감기

소이온을 투여하여 MDA (Malondialdehide, 과산화지질의 최종 산물)생성을 억제하는 효과를 비교한 것이다.

MDA의 생성은 생체 내의 과산화지질 생성을 나타낸다.

첫 번째로 비타민 C 만을 단독으로 사용했을 때의 MDA 반감기(분)는 23분 정도였다.

두 번째로 비타민 C와 비타민 E를 함께 사용했을 때는 MDA 반감기가 줄어들어(효과가 더 좋아져) 17분 정도였다.

세 번째로 비타민 C와 비타민 E와 하이드로젠 수소발생 식품을 함께 사용했더니, MDA 반감기가 획기적으로 줄어들어 7분 정도였다. 이는 다른 항산화제와 식용수소를 함께 사용하면 더욱 효과가 있다는 증거다.

마이너스 수소이온이 다른 항산화물질보다 뛰어난 항산화력이 있다는 것도 이번 동물실험에서 확인되었다.

이와 유사한 내용을 제35회 일본뇌과학회에서도 발표됐다. 발표내용에 따르면 비타민 C 단독으로 사용할 때보다 비타민 C+E 로 사용할 때에 더 효과적이고, 비타민 C+E 에 마이너스 수소이온 즉 식용수소를 첨가하는 것이 더욱 우수한 항산화 능력을 보인다는 내용이었다.

제15장 다이어트 식품

가공식품과 다이어트

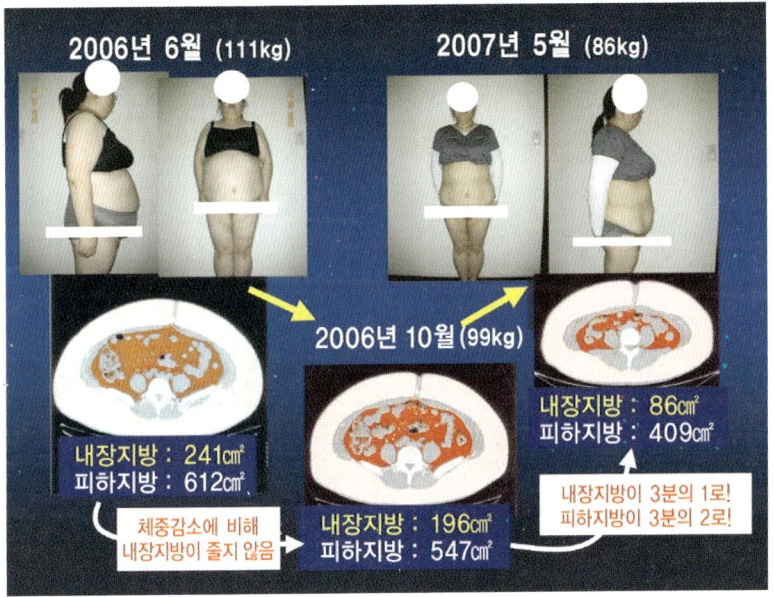

출처 : 「수소의 가능성」 중에서

　생명유지를 위한 기본적인 식품이야말로 「안전제일」이 아니면 안 된다. 대량생산과 대량판매를 위해 외형을 좋게 하고, 유효기한을 늘리기 위하여 합성보존료, 항곰팡이제, 착색료, 화학향료 등 수십 종류의 화학물질을 이용해왔다.
　정부와 단속기관들도 화학물질에 의한 복합오염을 묵인해왔기 때문에 식품의 품질 저하를 초래했고, 그것이 사람들의 건강을 좀먹고 있다고 지적받고 있다.

우리나라 2010년 환경부 자료에 따르면, 많은 사람들에게 아토피나 알레르기를 유발시켜, 아토피 유병율은 초등학교에서 20%에 이르고 있다.

비만도 점점 남의 나라 이야기가 아니다. 아마도 비만 때문에 지출해야하는 건강보험공단 지출도 천문학적인 금액이 될 것이다.

그림은 병원에서 한 여성에게 6월부터 10월까지 집중적으로 식사조절 등 다이어트를 실시했으나, 더 이상 체중이 줄지 않아, 10월부터 다음해 5월까지 하이드로젠 수소발생 식품을 섭취 시켰더니 내장지방과 피하지방이 대폭 줄어든 경우다.

이 사례는「수소의 가능성」에도 실려 있는 내용으로, 특히 주목해야할 부분은 다이어트를 위해 음식조절을 철저히 했음에도 6월부터 10월까지 4개월간 내장지방이 $241cm^3$에서 $196cm^3$로 불과 23% 감소하는데 그쳤다.

그래서 10월부터 5월까지 7개월간 수소식품인 하이드로젠을 섭취했더니, 내장지방이 $196cm^3$ 에서 $86cm^3$ 로 무려 128%나 감소하였다. 이는 정말 놀라운 결과가 아닐 수 없다. (「나이토 오 마레오」의학박사 보고)

이런 비만은 가공식품이 원인이라고 보는 견해가 많다.

식품 문제는 가공식품에만 있지 않다. 대량생산, 대량소비 시대인 지금 농산물, 축산물, 양식어류 등은 자연 및 천연의

것에서 인공적이고 공업적으로 생산되고 있고, 노지재배에서 하우스재배로, 퇴비에서 화학비료로, 과다한 농약 및 살충제 사용, 항생제와 성장 호르몬제의 무차별적인 사용 등 성장과 외형만을 인공적으로 촉진하고 있는 것이 커다란 문제다.

농약 하나만 보더라도 우리나라에서 1,500종류의 농약이 등록되어 사용되고 있지만, 잔류기준이 있는 농약은 그 중 절반 정도이고, 나머지는 잔류기준도 없는 즉 사용제한이 없는 농약들이다. 우리는 국산 야채나 과실(果實)은 외국산 특히 중국산에 비하여 보다 안전하다고 믿고 의심하지 않는다. 그러나 고온다습하고 해충이 생기기 쉬운 데도 불구하고 외형이 좋은 것을 찾는 소비자가 많은 한국에서는 어쩔 수 없이 살충제를 다량으로 사용할 수밖에 없다.

수확을 늘리기 위해 사용하는 살충제는 한국의 농지 1평방 킬로미터 당 농약사용량은 캐나다의 20배, 미국의 10배로 프랑스나 독일과 비교해도 압도적으로 많다.

복합오염이라고 칭하는 화학물질을 한국인은 평균적으로 1년 동안 1.5킬로그램 이상이나 섭취하고 있다는 계산이 되므로 인체에 해가 없을 리가 없다. 체내에서 과잉 된 활성산소를 만들어내고, 건강에 해로운 작용을 하는 것은 누구나 상상할 수 있다. 과잉 된 활성산소의 피해로부터 몸을 지키기 위해서는, 합성보존료나 방부제로 식품의 유효기간을 늘리는데 몰두할 것이 아니라, 식품 안에 마이너스 수소이온 즉 식용수소를 배합하여 환원력이 있는 수소를 장시간 계속적으로 발생시켜, 유해한 활성산소를 제거하여 국민 건강을 증진시켜야 할 것이다.

애완용 사료

식용수소는 애완용 사료에도 물론 사용 가능하다.

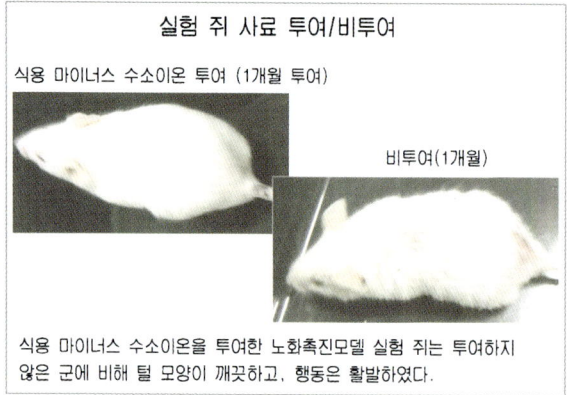

실험용 쥐에게 마이너스 수소이온 사료를 먹인 결과(일본뇌과학회 발표)

앞에서 소개한 대련의과대학의 동물실험 결과 외에도 도호쿠공익(東北公益)문과대학의 의학박사 히라마츠 미도리(平松綠)교수 연구에서, 마이너스 수소이온을 투여한 노화촉진 쥐는, 마이너스 수소이온의 수용액을 제공하지 않은 쥐 군에 비하여 스트레스에도 강하고, 털의 윤기도 좋아지고, 행동량도 눈에 띄게 증대되었다고 보고 하고 있다.

실제로 작은 애완용 개 - 요크셔테리어를 키우면서, 처음 새끼 상태에서는 매우 연약한 상태였는데 수소식품인 하이드로진(정제)를 주기적으로 먹였더니 건강해졌고, 감기 같은 질병에도 한 번도 걸리지 않고 10년째 건강하게 잘 자라고 있다.

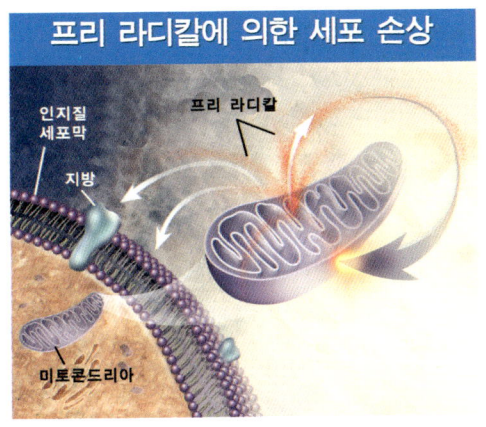

마이너스 수소이온을 애완용 사료에 배합하는 것만으로 반려동물의 건강을 증진하는 유익한 소재가 될 것이다. 좁은 장소에서 사육되고 있어 스트레스로 고민하는 닭(육계)이나 돼지 등의 사료에 배합함으로써 항생제 등의 약품을 투여하지 않고도 병에 강하고, 건강한 동물을 사육하는 것도 가능해질 것이다.

활성산소 즉 프리 라디칼에 의한 세포 손상으로 발생하는 질병과 증상은 동물이나 인간이나 비슷하다. 동물도 급격한 운동이나 심한 스트레스 또는 불량한 식품에 의해 활성산소가 과다하게 발생하고, 결국에는 인간과 유사한 질병으로 고통 받게 된다.

동물에게도 인간과 마찬가지로 활성산소에 의한 피해를 최소로 해줄 필요가 있다. 일본 의과대학 오오타 시게오 박사는 미토콘드리아만 건강하다면 온몸이 건강해질 수 있다고도 주장한다.

제16장 안티에이징

안티에이징(antiaging)효과

다른 항산화물질은 수백 정도의 커다란 분자량이라고 하더라도 오직 1개의 전자 외에는 상대에게 줄 수 없다.

원자량 1인 수소이온은 다른 것과 비교가 되지 않을 정도로 환원효율이 높은 물질이므로 체내의 과잉 된 활성산소를 가장 유효하게 중화, 제거해줄 것이다.

그러나 나이가 들어감에 따라서 몸이 노화하는 것을 억제하거나 양호한 건강상태를 유지하기 위해서는 활성산소로부터 DNA를 지키는 것만으로 충분하다고 할 수 없다. 인체의 각 장기에서 수소가 하는 역할은 매우 다양하다. 뇌와 신장은 물론 거의 모든 장기에서 매우 중요한 역할을 한다. 미국 피츠버그 대학의 나카오 아츠노리 박사가 발표한 『치료약으로서의 수소』에서 정리한 각 장기별 수소의 역할이다.

특히 뇌는 파킨슨병, 알츠하이머병이나 뇌 허혈에 의한 뇌 질환이 많다. 그밖에도 폐, 청각신경, 췌장, 간장, 소장, 심혈관계에 이르기 까지 수소가 작용하지 않는 장기는 거의 없다. 마치 만병통치처럼 말이다.

세포와 그것이 모여 형성된 근육이나 장기는 단백질로 이루어져 있다.

단백질을 만드는 것은 아미노산이다. 아미노산은 약 20종류

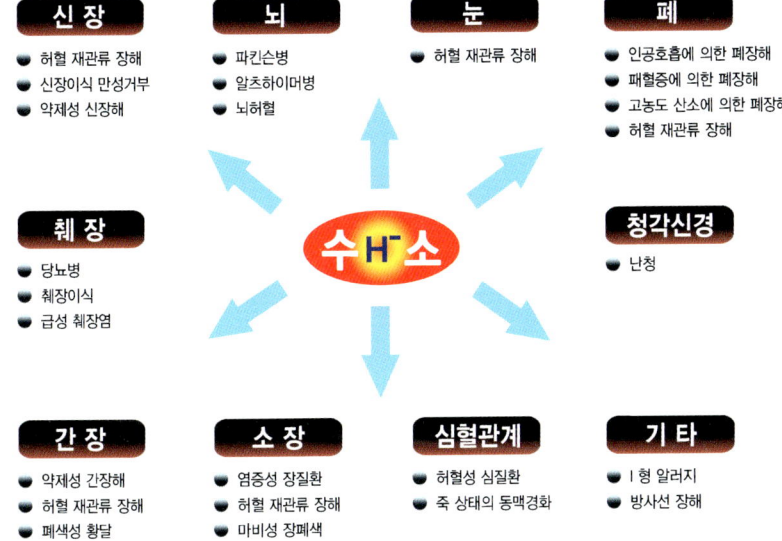

가 있지만 그 중에서 8종류의 아미노산은 몸속에서 합성할 수 없다고 한다. 따라서 음식을 통하여 섭취할 필요가 있다. 이것을 필수아미노산이라고 한다.

글루코오스, 갈락토오스, 만노오스, 푸코스, 자일로스, N-아세틸 뉴라민산, N-아세틸 글루코사민, N-아세틸 갈락토사민 등 8종류의 단당이 복잡한 사슬 모양으로 연결되어 있는 것을 당사슬이라고 하며, 이것이 우리들 건강에 상당히 중요한 역할을 한다는 것이다.

혈액은 물론 모든 세포에 당사슬이 달라붙어 있고, 그 당사슬을 구성하는 단당의 약간 차이로 혈액형이 A, B, AB, O의 4종류로 나눌 수 있는 것이라고 한다. 세포는 세포막이라는 2

중 단백질과 지질로 덮여있으며, 그 표면에는 안테나 모양의 에셉터(eceptor)가 돌출되어 있어 그것을 통하여 세포 내의 정보를 주고받는다. 당사슬의 기능이 저하되면 세포 움직임뿐만 아니라 몸 전체의 기능이 저하되고 각종 병을 일으킨다. 세포의 면역기능을 살피는 것도 이 당사슬이므로 면역력을 높이기 위해서는 튼튼한 당사슬을 만드는 것도 필요하다.

건강하게 지내기 위해서는 대사기능을 촉진하여 활성산소의 피해로부터 세포의 DNA를 지키지 않으면 안 된다. 그리고 밸런스가 잘 잡힌 많은 아미노산을 섭취하는 것도 필요하다. 가능하면 음식을 골고루 섭취하되, 알칼리 식품을 많이 먹는 것이 건강에 도움이 되겠다.

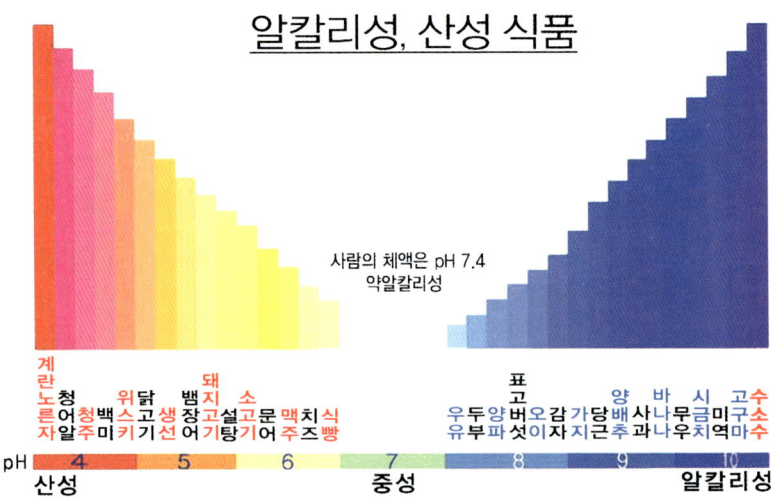

식품을 알칼리식품과 산성식품으로 구별해 보았다.

알칼리식품과 산성식품은 식품을 태우고 나서 그 재를 기준으로 분류한다. 1912년에 처음 제시된 이 분류는 식품 자체가 아니라 식품을 연소시키고 남은 재를 근거로 한 것이었다. 컬럼비아대학의 화학자 헨리 셔먼에 의해 처음 시작됐다.

스트레스 해소에 효과

스트레스에는 정신적인 것과 육체적 것 2가지가 있다.

육체적인 스트레스에는 자각(느낌)이 수반되지만 지나칠 정도로 과도하게 될 염려는 거의 없다. 정신적인 스트레스는 신체 컨디션에 큰 변화를 초래한다.

슬픔, 불안, 공포 등의 스트레스가 있으면 몸이 반응을 나타낸다. 맥박이 빨라지고, 교감신경이 긴장하고, 백혈구의 일종인 과립구가 증가한다. 과도한 긴장에 따라서 조직 장애가 일어나고, 특히 혈관이 수축함으로써 혈류장애를 일으키고 교감신경의 긴장으로 증대된 과립구가 점막에 손상을 주어 위나 장 등의 소화기 기능을 저하시키기도 한다

긴장하는 경우, 위가 아픈 이유는 바로 스트레스 때문이다.

심한 스트레스 상태를 오래 방치하면, 과립구의 사체(시체)인 농이 점막에 정착해 궤양을 형성한다. 위 점막의 상피세포

가 파괴되어 세포 재생속도가 극단적으로 빨라져 발암으로 진행될 수도 있다.

정신적인 스트레스로 인하여 교감신경이 긴장하면, 아드레날린(adrenaline)이나 노르아드레날린(noradrenalin)이, 부신 피질에서는 스테로이드가 방출되고 흉선이 위축되어 면역기능이 저하된다.

과립구는 활성산소를 방출하기 때문에 활성산소가 많아지면 생활습관병의 원인이 된다. 활성산소를 수소가 체내에서 중화·제거하므로, 세포 손상을 방지하고 몸을 보호해줄 것이다.

또한 수소는 방사선의 피해로부터 우리 몸을 보호해준다는 보고도 있다. 이 부분은 이미 미국이나 일본, 중국의 우주항공

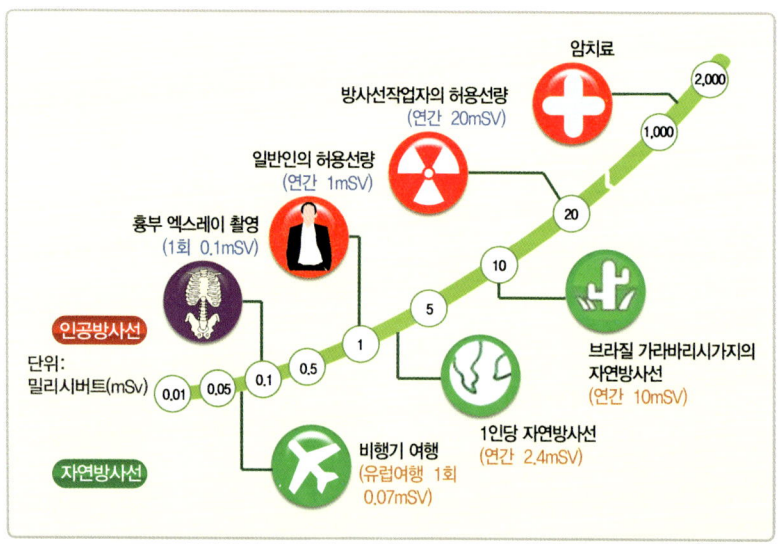

자연방사선과 인공방사선 피폭

분야에서 심도 있게 연구되고 있는 것으로 알고 있다.

　더 나아가 방사선의 피해를 일부라도 회복시켜줄 가능성이 있는 것은 그나마 수소밖에 없는 실정이다.

제17장 마이너스 수소이온의 진수

제품별 차별점

마이너스 수소이온 다른 말로 식용수소 즉 하이드로젠이 좋다고 하니, 많은 사람들이 관심을 가지고 있고 유사제품이 나오고 있지만, 일본의 100% 하이드로젠과 미국에서 생산되는 러시아계 제품이 가장 정통성이 있는 것으로 알려지고 있다.

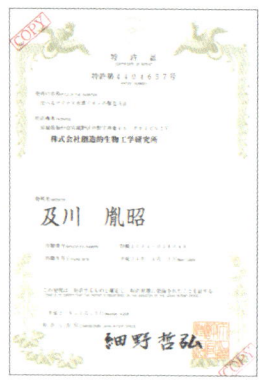

마이너스 수소이온에 대한 제조법에 대해 국제특허 등록을 했을 뿐만 아니라 누구보다도 연구를 가장 오래, 가장 많이 한 선구자적 인물들이다. 특히 이런 과학적인 제품을 개발하는데 만 5~6년이 걸렸고, 이를 뒷받침하는 국제 임상보고와 국제 의학 잡지 등에서 인정받는 것이 가장 중요하다. 여기에는 천문학적인 비용과 4~5년 이상의 시간이 또 필요했다. 따라서 식용수소 제품을 고를 때는 가능하면 미국에서 생산되는 밀코비치 박사가 개발한 제품을 선택하거나, 오이카와 박사가 개발한 제품을 선택하는 것이 안전하고 믿을 수 있다 하겠다. 이는 국제적으로 인정받고 있는 SCI(Science Citation Index)급 논문에 게재되려면, 명확한 과학적 증거와 실험과정이 투명해야하고 심사기간도 3~12개월 정도 걸리기 때문이다

수소 제품을 고를 때는 신중하게 제품을 선택할 것을 권한다. 시중에는 80%, 50% 심지어는 30% 짜리 원료제품도 있다. 모든 의학적 검증과 논문에 실린 내용은 하이드로젠 100% 제품으로 실시했음을 알아야 한다.

제품을 고를 때는

❶ **100% 제품인가?**

하이드로젠 제품은 최고급 원료를 사용해야 한다. 그리고 특허 등록되어 있는 제조공법이 독특하다. 수소를 산호칼슘 등에 흡장할 때는 환원소성과정이 반드시 필요하다. 그래야 산호칼슘 속의 수소가 안정적으로 일정하게 장시간 발생할 수 있기 때문이다. **환원소성과정**을 거친 제품을 선택해야 한다.

❷ **임상실험 자료가 있느냐는 것이다.**

아무리 좋은 제품이라고 해도 해당제품으로 임상실험을 하지 않았다면 신뢰할 수 없다. 인체에서 어떤 결과가 나올지 아무도 모른다. 충분한 임상실험 자료가 없다면, 사용하지 않는 것이 좋다. 수많은 체험자를 통해 2차적인 안전성도 보장되어 있어야 한다. 안전성이 보장된 제품만을 사용해야 한다.

❸ **최소 10년 이상 된 회사에서 제품을 만들었느냐는 것이다.**

이제 막 설립된 회사는 언제 없어질지 아무도 모른다. 어느 나라에서나 회사가 설립되고 10년 이내에 95%가 없어진다고 한다. 최소한 10년은 넘은 회사라야 믿을 수 있겠다. 더구나 먹는 건강식품이나 일반 식품의 경우에는 더욱 안전한 제품이라야 한다.

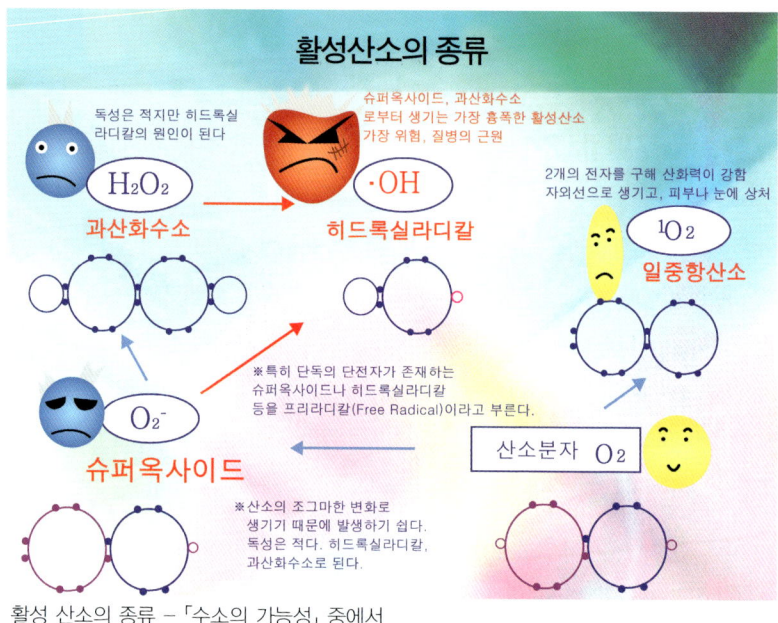

활성 산소의 종류 – 「수소의 가능성」 중에서

활성산소에 대해서는 여러 차례 책을 통해, 신문과 잡지를 통해서 이야기한 적이 있다. 우선 그림을 참조하기 바란다.

활성산소는 분류하는 방법에 따라 여러 가지로 나눌 수도 있다. 인체(생체)에서 일어나는 과정을 중심으로 본다면, 활성산소는 크게 4가지로 분류할 수 있다.

그 첫째가 슈퍼옥사이드라고 하는 활성산소다. 인체에서 가장 많이 발생하고, 독성은 비교적 적지만 과산화수소나 히드록실 라디칼로 바뀔 수 있다. 우리 몸에는 이를 없애는 SOD 라고 하는 효소가 있어 다행이다.

과산화수소는 히드록실 라디칼로 바뀔 수가 있다. 여기까지는 그래도 심각하지 않다. 그러나 슈퍼옥사이드나 과산화수소가 히드록실 라디칼로 바뀌었을 경우는 문제가 달라진다.

히드록실 라디칼은 일반적인 항산화물질로 제거할 수가 없다. 또한 독성이 극에 달해 세포의 핵이나 세포 핵 안에 있는 DNA나 세포막이나 미토콘드리아 등을 가리지 않고 파괴한다. **문제는 수소이외의 어떤 물질로도 히드록실 라디칼을 제거할 수가 없다는 것이다.**

슈퍼옥사이드와 히드록실 라디칼을 프리 라디칼이라고도 부른다.

피부의 검은 반점이나 죽은 깨, 기미 등의 원인으로 지적되고 있는 일중항산소도 있다. 이 역시 매우 강한 독성이 있다. 그래서 자외선 등이 우리 몸에 크게 해를 끼치는 것이다.

여성에게 좋다. 생리통에도 좋다.

마이너스 수소이온이 여성에게 좋다고 하는 것은 여성에게 특별한 기능이 있기 때문이다. 그 첫 번째가 여성만 임신을 하고, 생리를 하고, 아이를 낳을 수가 있기 때문이다. 거기에 더하여 여성은 미용 특히 피부미용에 관심이 많기 때문이다.

❶ 여성이 생리를 한다는 것은 임신을 할 수 있다는 것이다. 그런데 동양 특히 우리나라의 많은 여성들은 생리통이라고 하는 고약한 질병을 달갑게 생각하고 있다. 그러나 필자가 보기에는 어디까지나 생리통도 통증이 있으므로 활성산소에 의한 피해를 피할 수 없다고 생각한다. 통증과 가려움증은 대부분 활성산소로 시작되기 때문이다. 따라서 생리통 제거에 하이드로젠 제품을 사용할 것을 추천한다. 간단히 해결될 수가 있다. 생리직전에 하루에 6캡슐씩 3일이면 충분하다.

❷ 여성이 임신했을 때 특히 도움이 될 것이다. 여성은 임신하게 되면 많은 영양소와 호르몬이 작용하게 된다. 특히 태아에게는 양수라고 하는 아기집이 생긴다. 이 양수 즉 태아의 건강을 위해서라도 술, 담배, 커피, 음료수, 식품첨가물이 들어 있는 과자, 햄버거, 소시

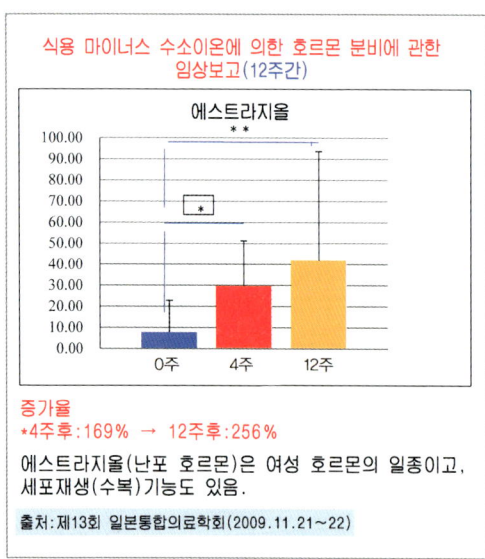

지 등을 삼갈 것을 권한다. 그리고 식용수소, 하이드로젠 건강식품을 섭취한다면 산모와 태아에 크게 도움이 될 것이다.

❸ 태아와 임신부에게 좋을 것이다. 태아에게는 칼슘을 공급할 뿐만 아니라 임산부에게도 피곤함을 없애주고 건강함을 선물해 줄 것이다.

❹ 마지막으로 일반적인 여성이 하이드로젠 수소발생식품을 섭취했을 때, 호르몬 분비에 관한 임상보고를 요약해 보겠다.
제13회 일본통합의료학회 발표 자료를 보면, 일반여성에게 12주(약3개월)간 하이드로젠 수소캡슐을 섭취시킨 결과, 에스트라지올(난포호르몬, 여성 호르몬의 하나로 세포재생기능을 갖고 있다) 증가율이 4주후 169%, 12주후 256%가 증가했다는 보고다.
이로 미루어 보면 대한민국의 수많은 불임여성들에게 희망을 줄 수도 있지 않을까? 불임 고통에 조금이나마 도움이 되었으면 좋겠다.

제18장 알칼리이온수와 전리수소수

일반 수돗물과 전해환원수의 차이

 일반 수돗물과 전해환원수(알칼리이온수) 그리고 전리수소수는 차이가 많다.
 우선 물의 클러스터라고 하는 사이즈가 다르다. 보통 물의 크기를 말할 때는 헤르츠(Hz, 진동수의 단위.) 라는 단위를 사용한다.
 증류수가 118헤르츠다. 수돗물과 지하수와 생수는 각각 120헤르츠와 105헤르츠와 94헤르츠다. 즉 수돗물 보다는 지하수가 지하수보다는 생수가 몸에 흡수가 잘 된다는 뜻이다.
 우유는 210헤르츠다. 영양이 많아 몸에 좋다고 하지만, 입자가 커서 흡수가 어렵다. 그래서 우유를 평소에 마시지 않던 노인이 갑자기 우유를 마시면 설사한다. 흡수가 안 되기 때문이다.

 장수촌의 물은 80헤르츠다. 수박은 75헤르츠다. 그런데 수소수는 58헤르츠다. 강조하면 수소수는 몇 컵 즉 600cc 정도라도 한 번에 마실 수가 있다. 수돗물을 한번에 600cc 마시기는 어렵다. 흡수가 잘되는 물을 마시는 것이 건강의 초석이다.
 그리고 물을 많이 마시는 것이 건강의 기초다.
 다음은 수돗물은 소독을 해야 한다. 그것도 염소로 소독한다. 아무리 제거하려 한다 해도 수돗물 소독제를 100% 모두

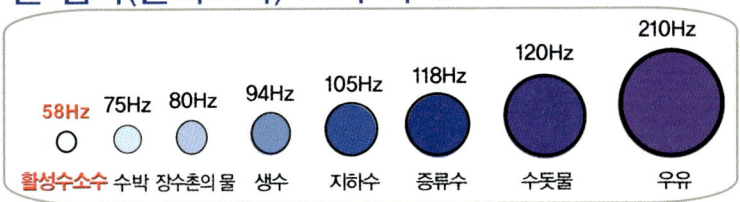

제거하는 것은 쉬운 일이 아니다.

수소수를 이야기 할 때 무엇보다 중요한 것은 용존수소농도다. 용존수소계로 수소의 농도를 재면 확연한 차이가 난다. 수돗물에는 수소가 없다. 0.00ppm 이다. 알칼리이온수에는 수소가 조금 있다. 제조회사마다 수소의 농도가 다르기는 하지만 대체로 0.01~0.35ppm 정도다. 알칼리이온수는 50%의 산성수를 그냥 버려야 한다. 산성수를 낭비해야 한다.

그러나 수소수는 다르다. 한국에서 생산되는 수소수기 중에 최고라고 할 수 있는 『훈자』수소수기는 용존 수소량이 1.2ppm 으로 세계 최고 수준이다. 포터블 타입임에도 시스템이 간편하고 가격도 합리적인 수준이다. 수소수라고 한다면 최소 용존수소농도가 1.0ppm 이상은 되어야 한다.

전리수소수

일반 수돗물과 전리수소수는 에멀젼(기름과 혼합) 했을 경우에도 차이가 많다. 수돗물의 경우에 에멀젼 했을 때 물의 입자 크기는 50μ m정도이나, 전리수소수의 경우에는 5μ m정도다.

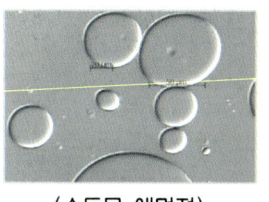 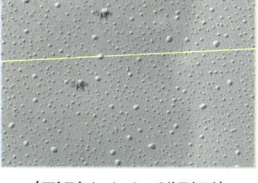

(수돗물 에멀젼)　　　(전리수소수 에멀젼)

수소수 에멀젼이 수돗물 입자 크기의 1/10 수준이다.

수돗물의 에멀젼(좌)와 전리수소수의 에멀젼 비교
- 기름(油)을 물과 혼합시켰을 때의 상태
- 에너지용으로 사용 가능성이 있음

일본의 한 정부 기관에서는 기름과 물의 혼합 에멀젼을 만들어 수소수를 에너지용으로 사용하고 있는 것을 목격하기도 했다. 앞으로 빠른 시일 내에 물 즉 수소수로 운행하는 자동차가 나올 것이다. 수돗물을 포함하여 일반 물은 기름과 혼합하였을 경우 에멀젼이 클 수밖에 없다. 그러나 수소수의 경우에는 수소수의 작은 클러스터 때문에 작은 에멀젼이 된다. 이는 산업계에서 매우 다양하게 활용할 수 있는 여지를 주는 것이다. 연료로 쓸 수 있는 가능성이 있다.

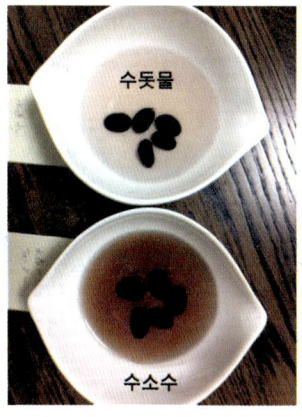

수소수의 콩 침출

수돗물과 수소수로 콩 침출 정도를 실험해 보았다.

수돗물에서는 검정콩의 색소가 잘 우러나오지 않았지만, 수소수에서는 콩 속의 검은 색이 빨리 침출되어 나왔다. 이 역시 수소수의 입자가 작기 때문에 콩에 빨리 침투하여 콩 속에 있는 검정색을 밀어낸 결과일 것이다. 이와 같이 수소수의 입자가 작다는 것은 여러 가지 현상을 일으킬 수 있다.

수소수와 당뇨병

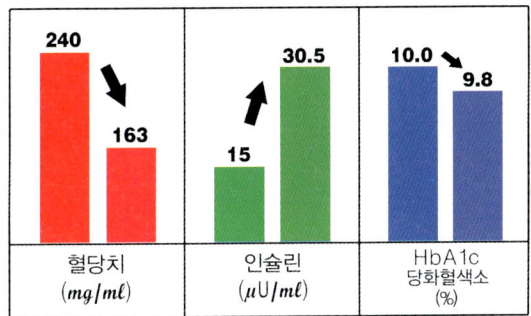

※59세 女性 1형 당뇨, 백내장/망막증 있음
※일본 獨協醫科大學 藤沼秀光 (후지누마 히데미츠)

수소수를 음용하고 변화된 모습은 너무나도 많다.

일본 독협의과대학의 후지누마 히데미츠 박사가 당뇨병 환자(59세 여성, 1형 당뇨)에게 수소수를 매일 330ml 씩 일주일간 음용한 결과를 발표했다.

단지 일주일간 수소수를 마신 것뿐인데, 혈당치는 240mg/ml에서 163mg/ml로 47.2%가 감소했다.

이에 반하여 인슐린은 15μ U/ml에서 수소수를 마시고 난 후에는 두 배로 증가했다.

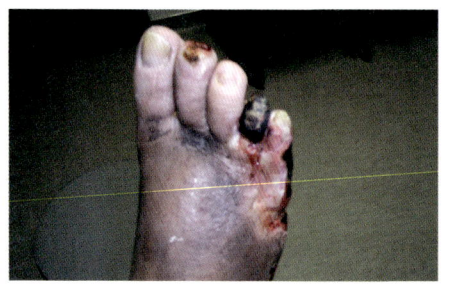
당뇨인의 부작용중 하나인 발 괴사증

당뇨환자에게 가장 중요한 당화혈색소 (HbA1c)는 10.0 %에서 9.8 %로 감소했다. 정말 놀라운 일이 아닐 수 없다. 단지 일 주일간의 수소수 음용으로 이런 놀라운 결과가 나왔다니 말이다.

당뇨병은 1형이든 2형이든 혈액이 끈적끈적한 것이 문제다. 우리 몸에는 대략 10만km라고 하는 방대한 혈관이 있다. 이렇게 끈적끈적한 피는 혈관을 통과할 때, 특히 모세혈관에서는 어떻게든 혈관 벽에 찌꺼기가 붙을 수밖에 없다. 일시적인 방편으로 혈당 강하제를 먹는 것으로는 근본적인 혈당, 혈액문제가 해결될 리가 없다. 음식과 운동으로 적절하게 조절하는 것이 선행되어야 할 것이다. 당뇨인에게 가장 두려운 당뇨 발 괴사증을 수소수로 해결하는 것은 어떨까?

제19장 수소수-항산화제의 효과

항산화제의 분자 무게

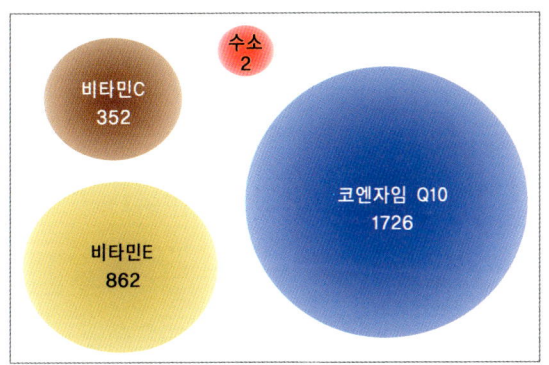

항산화제의 분자 비교

항산화제의 원자량과 수소의 원자량을 비교하여 수소가 효과적이고 효율적이라는 내용을 이야기 했다.

항산화제의 원자량이 아니고 분자량을 기준으로 다시 정리한다. 비타민 C 352, 비타민 E 862 그리고 코엔자임 Q10 의 분자량은 1,726 이다. 이에 비하여 수소가스는 분자량이 고작 2 이다. 이는 수소는 어느 장기(간, 쓸개, 위, 혈액, 뇌, 갑상선, 임파선, 방광, 신장, 대장, 직장 등)라도 쉽게 들어갈 수 있고, 또한 빠르게 작용할 수 있다는 말이다. 일반 항산화제에 비하면 엄청난 효율이라 할 수 있다.

우리는 자주 심한 운동을 하고 나서, 다리가 뭉쳤다 또는 어깨가 뭉쳤다고 말한다. "뭉쳤다"는 것은 무슨 뜻일까?

이 때 뭉쳤다는 뜻은 피가 뭉쳤다 즉 혈액이 뭉쳤다는 뜻이다. 이는 혈액 속의 적혈구 즉 피가 끈적끈적하게 뭉쳤다는 것이다. 에너지를 생산하는 과정에서 과도하게 피로물질이 몰려

미쳐 노폐물을 버리지 못하고, 중간에 정체 되어 있다는 것일 것이다. 이를 해결하려면 어떻게 해야 할까?

　방법은 아주 간단하다. 뭉쳐있는 피를 풀어주면 되는 것이다. 피는 전자(e)가 부족하여 플러스 이온(⊕)화 되어 있는 상태이니 이를 마이너스 이온(⊖) 즉 전자를 보충해주면 되는 것이다. 가장 쉬운 방법은 손으로 마사지를 해주거나 따뜻한 물로 샤워를 하거나, 아니면 잠을 자면서 전자를 보충해 주면 되는 것이다.

　손으로 마사지를 하는 것은 손을 통해 전자가 전달되어 마이너스 이온(⊖)을 보충하는 것이 되겠고, 따뜻한 물로 샤워하는 것도 역시 전자를 보충하는 방법 중 하나다. 그렇다면 잠을 자면 어떻게 피로가 풀리고 뭉쳤던 근육이 풀릴까? 이것도 역시 전자가 잠을 자는 중에 보충되는 것이리라. 즉 우리가 살아가는 모든 것은 전자의 사용과 전자의 보충으로 해석할 수 있다고 하는 것이다.

건강의 필수 조건

1. 음식물 씹어먹기!
   - 건　강　인 : 15번 이상
   - 다 이 어 트 : 30번 이상
   - 생활습관병 : 50번 이상
   - 중증 환자 : 70번 이상

　　건강하려면 첫째도 둘째도 아니 셋째도 음식을 꼭꼭 씹어 먹을 것을 권한다. 건강한 사람이라도 15번 이상 씹어 먹어야 한다. 다이어트를 해야 한다면 30번 이상 씹어 먹을 것을 권한다. 음식을 꼭꼭 씹어 먹는 것만으로도 다이어트가 잘 된다. 살이 찐 사람들의 공통된 특징은 밥을 씹어 먹지 않는 다는 것이다.

특히 유아나 어린이 비만은 평생 비만과 연결된다. 그 이유는 세포 자체가 커지고 비만에 습관들여지기 때문이다.

다음은 당뇨병, 고혈압, 관절염 등 생활습관병 환자에게는 음식물 한 입에 50번 정도 씹어 먹을 것을 권한다. 물론 음식을 50번 씹는다는 것은 거의 불가능에 가깝다. 그럼에도 음식을 많이 씹어 먹으면 이런 생활습관병이 치유되는 이유는 무엇일까? 아마도 완전 소화가 아닐까? 완전소화란 음식물 속에 들어 있는 영양분을 포함한 수소와 효소와 유효성분을 모두 흡수하는 것일 것이다.

물을 많이 먹는 것도 중요한 요소 중 하나다. 이유는 간단하다. 우리 몸에 들어온 독소를 외부로 배출하는 것을 디톡스(detox)라고 한다. 디톡스는 유해물질이 몸 안으로 과다하게 들어오는 것을 막고 장이나 신장, 폐, 피부 등을 통한 노폐물의 배출을 촉진하는 것이다. 물을 많이 마시고, 유기농산물, 제철음식을 주로 하며 비타민과 미네랄을 충분히 섭취해야 하고 가공식품, 육류, 소금, 설탕을 멀리 하는 것이 원칙이다. 음식뿐만 아니라 유해물질로 가득한 주거환경을 천연마감재로 바꾸고, 마음속의 스트레스를 불러일으키는 분노, 짜증 등을 다스리는 명상 등도 넓은 의미의 디톡스다.

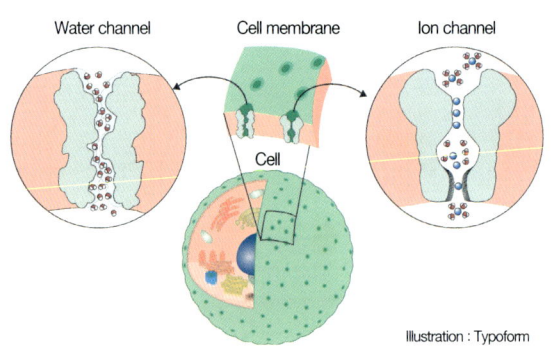

아쿠아포린(물 출입구, 좌), 이온 출입구(영양분 출입구, 우)

디톡스 중에 가장 간단하게 실시할 수 있는 방법이 물을 많이 (하루 2리터 정도) 마시는 방법이다. 물론 좋은 물을 많이 마시는 것이 좋다. 그럼 좋은 물은 어떤 물일까? 흡수가 잘 되는 물이다. 흡수가 잘되는 물이란 물의 클러스터가 작은 물이다. 우리 몸의 세포는 두 개의 출입구가 있다. 하나는 영양분 즉 음식을 통해 흡수된 영양분이 출입하는 통로이고, 다른 하나는 물이 출입하는 통로다. 그런데 세포에서 이 물이 출입하는 통로의 크기는 보통의 물 클러스터(물의 구성단위)보다도 적다. 그래서 물의 클러스터가 세포의 물 출입구(아쿠아포린) 보다 작아야만 흡수가 된다. 수소수를 추천하는 이유도 여기에 있다.

수소를 측정하는 방법

수소를 측정하는 방법에는 몇 가지가 있다. 수소수 속에 있

는 수소를 측정하려면,

❶ 시약으로 확인하는 방법(메틸렌블루) - 직접

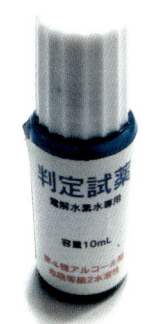

메틸렌 블루(시약)

수소수에 수소가스가 있는지 확인하는 방법으로 시약을 사용한다. 메틸렌블루라고 한다. 메틸렌블루는 색이 변하는 원리를 이용한 것이다. 수소수에 메틸렌블루 시약을 떨어뜨리면 색이 파란색(블루)에서 흰색으로 변한다.

수소가 많을수록 빨리 색이 변한다. 색이 변하지 않고 있으면, 수소(가스)가 없다는 뜻이다. 수소는 쉽게 날아가(증발) 버리기 때문에 흰색으로 변했던 수소수도 수소가 날아가면 다시 파란색으로 변한다. 그 뜻은 수소가 모두 날아가 버렸다는 것이다.

❷ 용존수소계로 측정하는 방법-직접

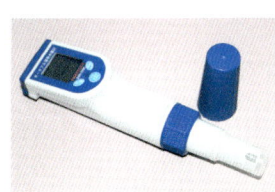

용존수소계(벨류리빙사 제공)

물속에 녹아 있는 수소가스량을 측정하려면, 용존수소계를 사용하는 것이 가장 손쉽고, 가장 정확하다고 할 수 있다. 용존수소계는 물에 녹아 있는 수소가스의 용존량을 측정하는 기계로 최근에는 비교적 저렴한 가격의 제품으로 수소 용존량(0~2,000ppb)을 측정할 수 있어 편리하고 간편하게 용존수소량을 측정할 수 있다.

❸ 산화환원전위계(ORP)로 확인 하는 방법 – 간접

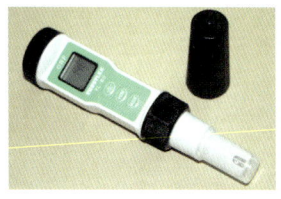
산화환원전위계(ORP)

산화와 환원의 정도는 『산화환원 전위(電位)』 즉, ORP(Oxidation Reduction Potential)로 측정한다. 단위는 밀리볼트(mV)로 표시한다. 산화환원전위계(ORP)로 간접적으로 수소량을 확인하는 방법이 있다. 이는 정확한 수소량을 측정하는 것이 아니라 수소가 용존할 가능성이 있다는 것뿐이다. 용존수소계가 없을 경우에는 간접적인 방법으로 산화환원전위계(ORP)로 측정한다. 플러스(+)이면 산화력을 표시하고, 마이너스(-)이면 환원력을 표시한다. 일반적으로 마이너스(-)일 때 환원력 즉 수소가스가 용존해 있을 가능성이 있다.

❹ 페하(ph, potential of hydrogen)로 알아보는 방법 – 간접

액체의 수소 이온 농도를 나타내는 기호. 7을 중성이라고 하고, 7 이상이면 알칼리성, 7 이하면 산성이다. 이는 수소가 들어 있을 가능성은 있으나 그렇지 못할 경우도 있다. 예를 들어 알칼리 이온수의 경우 페하는 10이라도 용존수소량은 제로(0)인 경우도 많다.

제20장 수소수-음식물에 응용

사과, 배, 과일에 응용

수소수를 만드는 수소수발생기가 있다면 다양한 방법으로 응용할 수가 있다.

❶ 수소수로 밥을 지어보자.
전기압력밥솥이든 가스압력밥솥이든 스테인리스냄비든 상관없다.

쌀을 씻을 때도 수소수로 쌀을 씻고, 밥물도 수소수로 해보자. 쌀을 수소수로 씻으면 쌀에 혹시라도 묻어 있을 수 있는 이물질-잔류농약 등도 제거될 가능성이 많다. 더구나 요즘 쌀은 8분도도 아니고 9분도도 아닌, 11분도 정도다. 즉 쌀 껍질은 물론 쌀눈도 대부분 제거된 상태다. 거기에 쌀을 찧은 지 몇 달이 지난 경우도 있다. 쌀은 찧자 마자부터 산패-산화될 수밖에 없다. 가능하면 수소수에 쌀을 20분 이상 불려서 밥을 하면 밥이 한층 차지고 맛이 좋아 진다.

❷ 요리에 수소수를 활용하자.
모든 요리에 수소수를 응용할 수가 있다. 특히 한국적인 찌개에 수소수를 활용하면 건강에도 좋고, 음식 맛도 한층 깊어진다. 김치찌개, 된장찌개, 참치찌개 등 어떠한 음식을 조리

산화환원전위표
Oxidation-Reduction Potential

산화·노화·부패		환원·노화 방지
산소 +890	빗물 +800	
수도물B +720		
수도물A +650		
사과 +550	배 +500	
홍차 +446	바나나 +407	
오렌지 쥬스 +317	맥주 +334	
해양 심층수 +255	녹차 +228	
우유 +113	배추 +200	
낫토 +38	무 +85	
무의 잎 +32		
오이 -120	소의 간장 -123	
고구마 -172	닭의 간장 -157	
하이드로젠 -250		
수소수(H) -550		

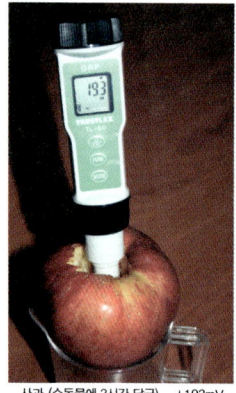
사과 (수돗물에 2시간 담금), +193mV

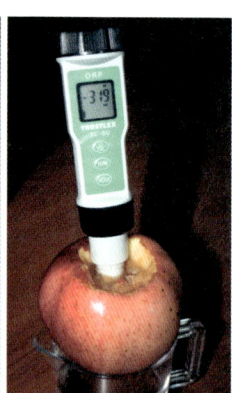
사과 (수소수에 2시간 담금), -319mV

할 때, 모든 요리에 수소수를 활용하자.

냉면육수, 냉채를 만들 때나 국을 끓일 때도 수소수를 사용하자. 수소수를 사용하면 원재료의 고유한 맛은 살리고 잡냄새는 없애준다.

❸ **채소나 과일을 수소수로 씻고, 담가 주자.**

채소를 세척할 때는 수소수가 최고다. 수소수로 씻은 채소는 한층 탄력이 있고 싱싱함을 유지한다.

농약 등 이물질도 제거할 수 있을 것이다. 부득이 보관해야할 채소는 수소수에 20분 정도 담가두면 좋다.

과일도 수소수로 씻어 먹자. 수돗물에 2시간 담근 사과와 수소수에 2시간 담근 사과의 산화환원전위(ORP)를 측정해 보았다. 수돗물에 2시간 담근 사과의 ORP는 +193mV 이고, 수소수에 2시간 담근 사과의 ORP는 마이너스(-) 319mV 이었다. 엄청난 차이다. 사과는 껍질을 벗기지 말고 그대로 수소수에 담그는 것이 더 좋다.

❹ 화초, 나무에 수소수를 주자.

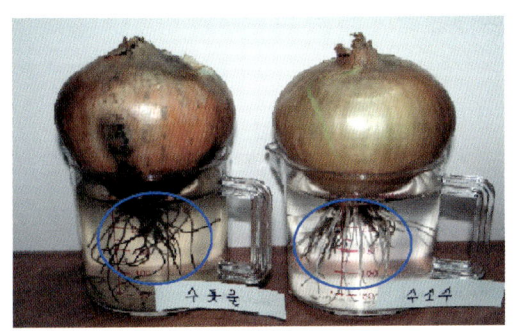

수돗물(좌), 수소수(우)

화초도 동물과 마찬가지로 생명이 있다. 모든 식물은 수소로 살아가고 있다. 동물은 산소를 이용하여 열을 내지만, 식물은 오직 수소로만 살아가기 때문에 그만큼 수소에 민감하다. 수소를 준 화초는 수돗물 화초에 비해 몇 배의 생명력과 건강함을 체험했다. 1년생 화초를 키워보면 더 빨리 수소수 효과를 알 수 있다. 양파뿌리가 성장하는 모습도 비교해 보았다. 수돗물만을 공급한 양파는 3일 동안 새로운 뿌리(흰색)가 거의 나오지 않았다. 그러나 수소수를 공급한 양파 뿌리는 20개 이상의 새로운 흰 뿌리가 나왔다. 수소수는 양파뿌리도 현저히 빠르게 성장시킨다.

❺ **어항에 있는 관상어에 수소수를 주자.**

어항에 있는 붕어에 수소수를 주는 방법을 시도했다. 관상어의 경우 자기들 끼리 부딪치거나 물에 오염되어, 한 마리에 상처가 생기면, 상처에 세균이 침투하여, 결국 어항 안의 모든 관상어가 오염되어 함께 죽게 되는 결과를 초래한다. 대형 수족관이나 양식장에서도 동일하다. 그래서 항생제를 주게 된다. 수소수를 공급하면 항생제를 주지 않아도 되지 않을까?

❻ **애완동물(개, 고양이)에 수소수를 활용하자.**

과거에는 애완동물을 단순한 취미로 키웠다.

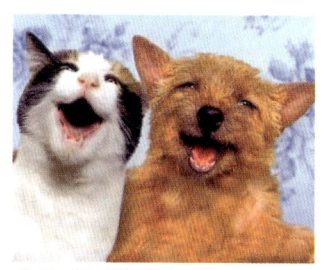
출처 : 인터넷(야후)

사회가 점점 다양화 되면서 애완동물을 반려동물(伴侶動物)로 생각하는 사람이 많다. 그 이유는 "친구나 동업자는 배신을 하더라도, 동물은 절대로 배신을 하지 않는다."는 생각 때문일 것이다.

수소수도 동물에게 주어보면 효과가 좋다. 수소수로 목욕을 시켜도 좋다.

❼ **얼굴과 머리에 수소수를 활용하자.**

수소수를 머리에 뿌렸더니 머리카락이 나왔다고 하는 사람도 있다. 대머리가 되는 분들은 대부분 머리에 기름 즉 지방층이 생겨 모근에서 머리가 못 나온다고 한다. 수소수를 뿌려 지방충이 분해되는 것은 아닐까?

수소수로 얼굴에 매일 미스트 분무하면 얼굴피부가 좋아질 것이다. 클러스터가 작은 수소수가 피부로 흡수되고, 수소가 활성산소도 제거할 것이다.

❽ 커피에 응용해 보자.

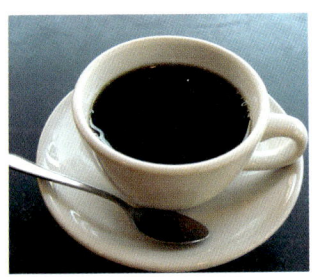

인스턴트커피는 커피와 설탕과 크리머(프림)를 한 봉지에 혼합해 놓은 것이다. 인스턴트커피 한 잔에 수소수를 더도 말고 덜도 말고 딱 한 방울만 넣어보라.

그 맛이 완전히 바뀐다. 탁 쏘는 커피 맛이 순식간에 고급 커피의 부드러움으로 바뀐다.

❾ 다이어트와 어린아이의 분유 그리고 숙취도 해결하자.

수소발생 식품이나 수소수는 다이어트에도 좋다. 어린아이들의 분유를 탈 때고 수소수를 응용하자.

제3부

방사선과 수소

— 양은모, 방재홍 —

제21장 수소수-원전 방사능 사고

원자력 발전소 사고들

2011년 3월 11일 발생한 일본 후쿠시마 원전 사고가 어떻게 수습될지 아무도 모른다. 날이 갈수록 더욱 불안감만 증폭되고 있다.

1986년 4월 구소련(현재 우크라이나)의 체르노빌(Chernobyl) 원자력 발전소에서 발생한 폭발에 의한 방사능 누출 사고를 기억할 것이다. 체르노빌 사고는 현재까지 발생한 원자력 사고 중 최악의 사고다. 원자로 가동중단에 대비한 실험을 진행하던 중 증기 폭발이 일어나 원자로의 콘크리트 천장이 파괴되어 방사성 물질이 대기 중으로 누출되었다.

이 사고로 56명이 현장에서 사망, 20만 명 이상이 방사선에 피폭되어 25,000명 이상이 사망하였다. 누출된 방사성 물질은 우크라이나, 벨라루스, 러시아 등에 떨어져 심각한 방사능 오염을 초래했다. 소련이 투입한 비용도 엄청나서 결과적으로 소련이 붕괴되는 한 원인이 되었다.

앞으로도 얼마나 큰 피해를 일으킬지 알 수 없다. 우리가 궁금해 하는

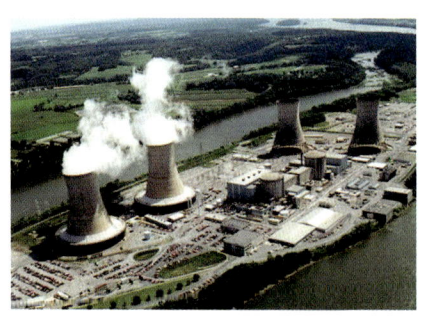

미국 스리마일 원자력 발전소, 1979년 3월 사고

것은 원전 사고 그 자체가 아니라 그 사고가 인체에 미칠 영향, "내게(혹은 우리 가족에게) 미칠 영향"이다.

 소련에서는 1957년 9월에도 마야크(Mark) 핵연료 재처리 공장에서도 사고가 있었다. 70~80톤의 방사성 폐기물 저장탱크가 폭발하여 발생했다

 미국에서도 사고가 있었다. 1979년 3월 미국 펜실베니아 주 스리마일 섬(Three Mile Island) 원자력발전소에서 일어난 사고다. 스리마일 사고는 급수시스템에 문제가 생겨 발생했다.

방사선, 방사능이란?

방사선, 방사선물질, 방사능이란 무엇일까?

방사선물질과 손전등 비교

- 방사선 = 빛
- 방사선물질 = 손전등
- 방사능 = 빛을 내는 능력

빛 — 손전등 — 빛을 내는 능력

방사선 — 방사능을 내는 능력 (방사능)

방사선이란 '에너지를 갖는 입자 또는 파장이 물질 또는 공간을 전파해 가는 과정'이라 정의한다.

방사선은 에너지의 흐름이다.

가정에서 사용하는 손전등에 비유하여 설명하면, 방사선이란 손전등에서 나오는 빛에 해당된다. 그리고 방사선물질이란 손전등 그 자체다. 방사능은 빛을 내는 능력 정도로 생각할 수 있다.

방사선, 방사능의 단위

방사선, 방사능의 단위를 알아보자.

방사선·방사능의 단위

배크렐(Bq)	방사능의 단위	● 국제 표준 단위 ● 방사선물질이, 방사선을 내는 능력을 표시하는 단위
	1초당 1개의 방사선이 방출됨을 의미함	
시버트(Sv)	인체에의 영향의 단위	● 방사선으로, 신체가 받는 영향을 표시하는 단위 ● 인체 피폭선량 (μSv)
	1시버트 = 1,000밀리시버트 = 1,000,000마이크로시버트	
그레이(Gy)	방사선량의 단위	● 방사선을 받는 물질이 흡수하는 방사선량의 단위 ● 생물학적 영향을 고려하지 않는 단위
	1Gy = 1J/Kg = 100rad	

자료 : 한국원자력의학원

배크렐(Bq)이라는 방사능의 단위를 제일 많이 쓴다. 방사능, 이는 간단히 말해 방사선물질이 방사선을 내는 능력을 표시하는 단위다.

인체에 미치는 영향을 표시하는 **시버트(Sv)**라는 단위를 쓴다. 이는 방사선으로 인해서 신체가 받는 영향을 표시하는 단위다. TV 등에서 자주 나오는 용어 중 하나다.

다음은 논문, 학술적으로 표기할 때에 자주 등장하는 **그레이(Gy)**다. 이는 방사선량의 단위다. 즉 방사선을 받는 물질이 흡수하는 방사선량의 단위로 7그레이(Gy)는 약 7,000미리 시버트(mSv)에 해당한다. 이 정도면 대부분의 인간이 사망한다.

원자의 구조

원자의 구조
양자와 중성자는 원자의 중심에 있고 원자핵의 구성요소다.
전자는 원자핵의 주변을 돌고 있다.
양자 중성자
원자핵
● 양자
● 중성자
● 전자
전자

원자의 구조에 대해 알아보자. 원자에는 원자핵과 전자가 있다. 원자핵에는 양자와 중성자가 있다. 원자의 중심에 자리하고 있는 원자핵은 양자때문에 플러스(⊕) 전하를 띈다.

원자핵의 주변을 돌고

있는 전자는 마이너스(⊖) 전하를 가지고 있다. 전자는 일정한 괘도가 있고, 각 괘도마다 일정한 수의 전자가 자리한다.

또한 전자는 두 개가 한쌍으로 이루어 질 때 가장 안정된다. 만약에 쌍(pair)이 아닐 경우에는 이웃 물질에서 전자를 뺏어와 자기 스스로 안정하려는 경향이 있다.

방사선의 종류와 투과력

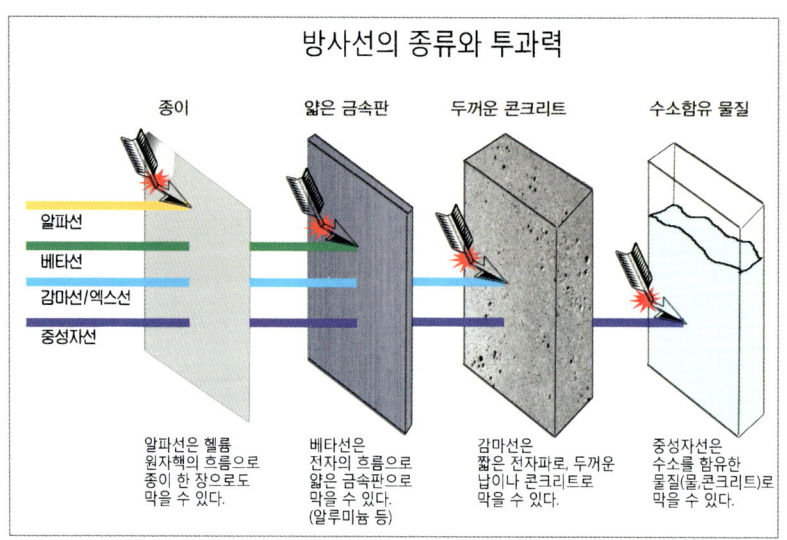

방사선은 알파선(α), 베타선(β), 감마선(γ)과 엑스(x)선 그리고 중성자선(中性子線)이 있다.

알파선(α)은 종이 한 장으로도 간단히 막을 수 있다.

알파선(α) 외부피폭은 문제가 되지 않으나 음식물 등에 의한 내부피폭은 손상을 줄 수 있다.

베타선(β)은 얇은 금속판으로 막을 수도 있다.(알루미늄 등)

감마선(γ)과 X-선은 두꺼운 납이나 콘크리트로 막을 수 있다. 체내로 섭취되면 인체에 큰 영향을 줄 수 있다. 그래서 원자력 발전소의 원자로는 두꺼운 콘크리트로 둘러싸여 있다.

마지막으로 **중성자선**은 가장 투과력이 세어, **수소를 함유한 물질**(물, 콘크리트)로만 막을 수 있다. 수소는 중성자선도 막는다.

최근에 방사능 피해로부터 방어하는 물질로 수소가 주목되고 있는 이유다. 수소만이 방사선 피해를 방어할 수 있는 유일한 물질이라는 것이다. 수소수의 방사선 방어 연구논문이 계속 발표되고 있어 주목할 일이다.

제22장 수소수-방사능 대책

방사능의 반감기

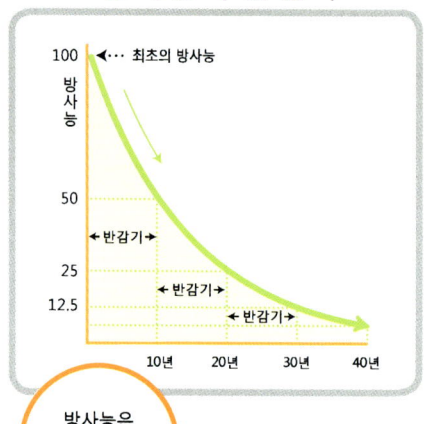

방사능은 시간이 경과하면 소멸된다.

방사능은 다행히 반감기라는 것이 있다. 반감기라는 것은 그 방사능의 능력이 반으로 줄어드는 시간이다. 방사능은 시간이 경과하면서 결국 소멸하게 되어 있다.

최초의 방사능이 반으로 줄어드는 시간으로 요오드 131의 경우 8일이다. 즉 최초의 방사능의 농도가 100배크렐(Bq)이었다면 8일 후에는 50배크렐이 된다는 뜻이다.

방사성물질은 두 가지로 나눌 수 있다. 하나는 인공방사성물질이고 또 하나는 자연계에 항시 존재하는 자연방사성물질이다.

인공방사성물질은 우라늄의 핵분열로 발생하는 요오드 131이라는 핵분열생성물이다. 코발트 60 물질은 원자로의 철핀에 중성자가 부딪쳐 발생하는 부식생성물이다. 코발트 60의 반감기는 5.3년이다.

다음은 세슘 137로 가장 두려운 존재다. 우라늄 핵분열에 의해 발생하며, 핵분열생성물중 하나다. 가장 많이 들어본 이름일 것이다. 반감기가 30년이나 되기때문에 흡수되면 곤란하다. 플루토늄 239의 반감기는 2만4천년이다.

다음은 자연계에 존재하는 방사성물질이다. 라돈 222는 3.8일로 매우 짧다. 그러나 라듐 226이나 우라늄 238, 칼륨 40의 반감기는 1,600년에서 수십억 년에 이른다.

최근 후쿠시마 원전에서 바다로 방출되는 스트론튬 등 베타선을 방출하는 방사선물질의 일본 법정 방출 기준치는 리터(L)당 30배크렐, 반감기는 29년이다. 스트론튬이 인체에 흡수되면 뼈에 축적돼 골수암, 백혈병 등을 일으킬 수 있다.

몸 안에서의 반감기-유효 반감기

방사능별 반감기

	체내 축적기관	원자의 종류	물리적 반감기	생물학적 반감기	유효반감기
인공의 방사성물질	갑상선	요오드 131(우라늄 핵분열로 발생)핵분열생성물	8.0일	138일	7.6일
	근육	세슘 137(우라늄 핵분열로 발생)핵분열생성물	30년	109일	108일
	뼈	스트론튬 90	29년	35년	16년
		플루토늄 239(우라늄이 중성자를 흡수하여 발생)	2.4만년	200년	198년
자연계에 존재하는 방사성물질		라돈 222	3.8일		
		라듐 226	1600년		
		칼륨 40	13억년		
		우라늄 238	45억년		

자료 : 한국원자력의학원 등

반감기가 긴 방사성물질이 우리 몸에 들어왔을 때, 공포가 클 수밖에 없다.

실제로 방사성물질이 몸에 들어왔을 때는 그 영향이 훨씬 짧다고 한다. 자연 환경에서 방사선량이 반으로 줄어드는 것을 '물리적 반감기'라고 한다.

보통 매스컴에서 말하는 반감기는 물리적 반감기다.

몸 안에 방사선물질이 들어왔을 때 미치는 영향을 '생물학적 반감기'라고 한다. 인체 안에 들어온 방사선물질은 소화, 배설의 과정을 거치면서 몸 밖으로 배출된다. 세슘 137의 물리적 반감기는 30년이지만 생물학적 반감기는 109일, 유효 반감기는 108일이다. 유효반감기는 신체에 들어온 방사선물질이 실제 영향을 미치는 반감기다. 물리적 반감기와 생물학적 반감기를 기준으로 계산한다.

요오드 131의 물리적 반감기는 8일, 생물학적 반감기는 138일, 유효 반감기는 7.6일이다. 마찬가지로 스트론튬 90의 물리적 반감기는 29년이고 유효 반감기는 16년이다.

수소와 방사선 치료약 비교

일본 후쿠시마 원자력 발전소 사고로 한창 관심이 뜨거울 때 몇 개의 의미 있는 수소와 방사선 관련 논문들이 발표되고 있나. 방사선의 피해 경감약 **'아미포스틴**(amifostine = WR-

2721)'과 수소(H_2)의 효과를 비교한 논문이 영국 바이오 캐미칼(Biochemical Journal)에 게재되었다. (Biochem. J. (2012) 442, 49~56, Hydrogen-rich saline attenuates radiation-induced male germ cell loss in mice through reducing hydroxyl radicals)

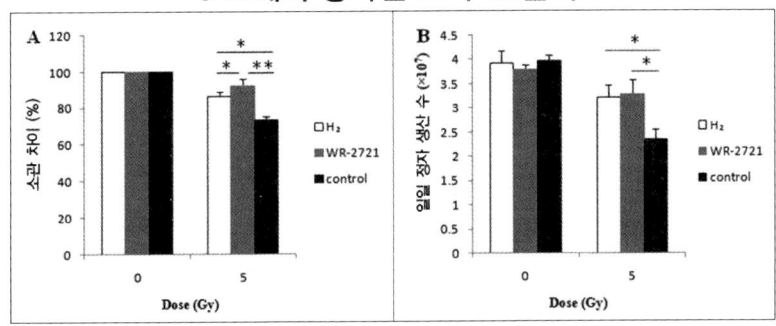

방사선의 피해는 방사선이 물과 반응하여 강력한 활성산소를 발생시키는 것이다. 항산화물질로 방사선 피해를 제거하면 된다. 그렇다고 모든 항산화물질이 효과가 있는 것은 아니다.

미국에서는 단 한가지의 약만이 방사선의 피해를 경감시키는 것으로 승인되었다. '아미포스틴'이다. 이 약은 암을 치료하기위한 방사선 피해를 경감시키는데 주로 사용한다. 방사선 부작용을 경감하는 새로운 약(?)이 등장했다. 바로 수소다.

수소가 아미포스틴에 손색없는 효과를 보였다. 방사선 방어 효과가 있다는 증거다. 그림에서 왼쪽(흰색)이 수소다.

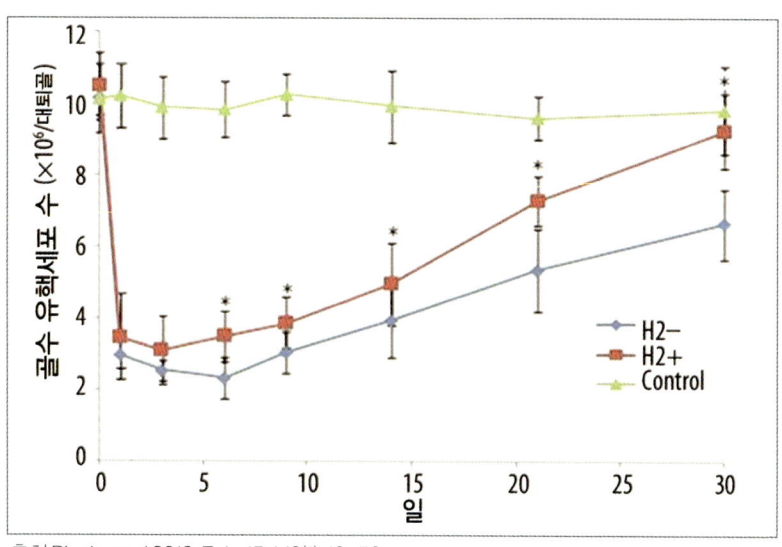

출처:Biochem J.2012 Feb 15;442(1):49-56

 수소는 부작용도 없고 방사선의 피해로부터 보호하는 최적의 물질이다. 일본 후쿠시마 어린이들이 수소수를 마시고 수소수로 목욕하여 수소를 충분히 흡수한다면 방사선으로부터 보호받고, 건강하게 살아갈 것이다. 수소 투여 그룹과 수소 비투여 그룹에 대해, 대퇴부 4그레이(Gy) 방사선 조사 후, 경과 일자별 **골수 세포 수**를 표로 나타낸 것이다.

 이 도표를 보면 **수소수 투여 그룹(붉은색 선)**이 수소를 투여하지 않은 그룹(파란색 선)에 비해 훨씬 빠른 회복을 보이고 있다. 수소투여 그룹은 놀랍게도 약 30일 만에 거의 원상으로 회복 됐다. 이 논문에 나타난 것만으로도 수소는 방사능 피해로부터 벗어날 수 있는 귀중한 물질이다.

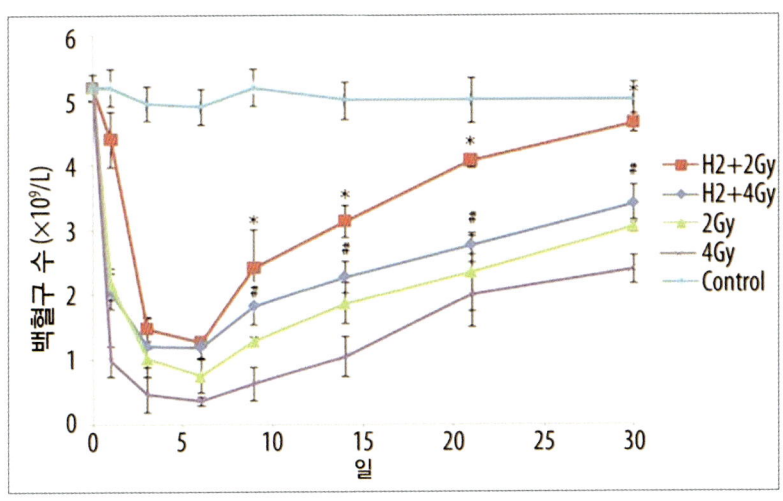

출처:Biochem J,2012 Feb 15;442(1):49-56

또 다른 그림은 방사선 조사 후(2그레이, 4그레이) **수소를 투여한 군(붉은색 선은 수소 투여군 중에 2그레이, 파란색 선은 수소 투여군 중에 4그레이)** 과 수소 비 투여군(연두색 선은 2 그레이, 자주색 선은 4그레이)의 **백혈구 수**를 나타낸다.

수소수를 먹인 쥐에서는 2그레이든 4그레이든 월등한 효과가 있었다. 백혈구 수가 크게 증가했다.

이러한 논문만으로도 수소수를 먹인 쥐에서는 골수 세포수, 백혈구 수 모두에서 현저히 빠르게 회복되었다는 것을 알 수 있다. 이제 방사능에 대응하는 가장 유효한 물질이 수소가 된 것이다.

제23장 수소-미 항공우주 연구

방사선이 인체에 미치는 영향

방사선이 인체에 미치는 영향은 매우 다양하고 심각하다.

방사선이 인체에 미치는 영향

```
                 ┌─ 급성 장애 (홍반,탈모) ─┐
신체적 영향 ─────┼─ 태아 발생 장애 (정신지체) ─┤── 확정적 영향
                 │       (백내장)          │
                 └─ 만성 장애 ─────────────┘
                         (암·백혈병) ──────── 확률적 영향
유전적 영향 ─── 유전적 장애 (선천적 이상) ───┘
```

출처 : (재)일본 방사성 영향 협회

가장 방사능을 무서워하고 두렵게 느끼는 것은 보이지 않고, 냄새도 없으며, 장기간에 걸쳐 피해를 줄 수가 있다고 하는 것이다. 방사선이 인체에 미치는 영향은 크게 신체적 영향과 유전적 영향으로 나눌 수 있다.

신체적 영향은 급성장애, 태아 발생 장애, 만성 장애로 나눌 수 있다. 우리가 주목하는 것은 만성 장애 중 장기적으로 나타나는 암과 백혈병 등 치명적인 질환이다.

다음은 유전적 영향으로 선천적 장애를 유발하는 치명적인 손상이다. 이는 세포의 DNA가 손상을 입어 나타나는 문제로 내부피폭 즉 방사능에 오염된 공기, 음식물(농수산물 등)을 섭

취하여 발생하는 문제다.

　방사능으로 인해 신체 내에서 물 분자가 진동하게 되면서, 활성산소가 발생하고, 이 활성산소가 DNA 수소결합을 파괴하거나, 미토콘드리아를 파괴하거나, 세포벽을 파괴하여 발생한다.

　활성산소종 가운데 가장 문제가 되는 히드록실 라디칼에 의한 손상을 정리한 것을 인용한다.

　미토콘드리아 내에서 전자부족으로 발생한 활성산소종은 여러 과정을 거치며 손상을 일으킨다.

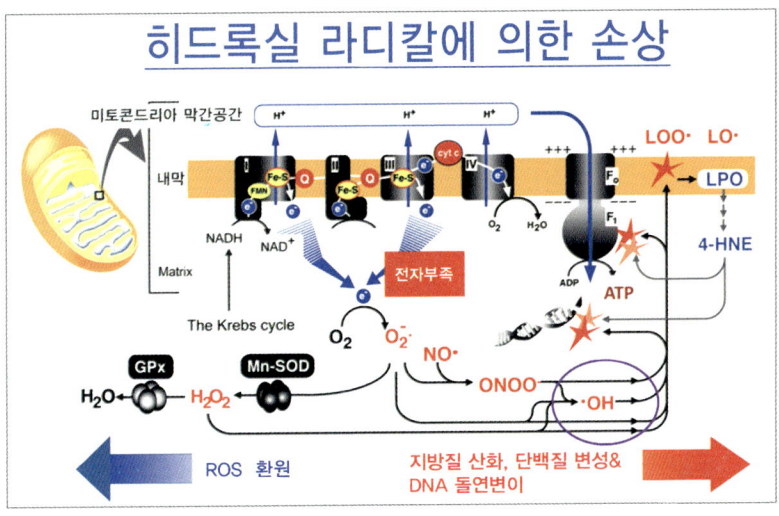

출처: 일본 오오타 시게오 교수, 논문에서

수소관련 논문 수

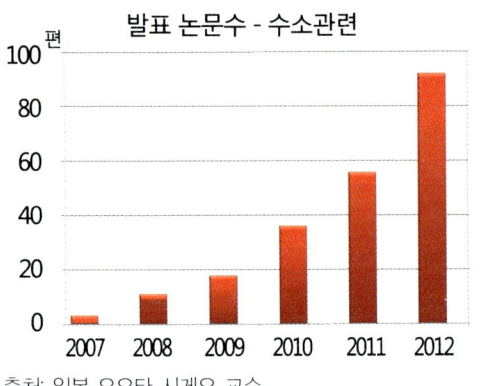

출처: 일본 오오타 시게오 교수

수소관련 논문 수는 2007년 이후 매년 기하급수적으로 늘어나고 있다. 그야말로 수소가 대세인 형국이다. 지금까지 300여 편 이상의 논문이 발표되었다. 해를 거듭할수록 논문이 점점 많이 발표되고 있다는 것은 고무적인 일이다.

방사선을 받을 경우 신체에 미치는 영향을 한번 살펴보자.

기본적으로 방사능의 양이 증가하면 그 증상은 더 심해진다. 이것은 피할 수 없는 진리다.

신체 일부 피폭의 경우를 먼저 보자. 피부에 10,000밀리시버트(mSv) 피폭되면 급성종창이 생기고, 5,000mSv 정도면 피부에 홍반이 생기고, 눈에 백내장이 발생된다. 생식선에 피폭되면 영구불임이 된다. 3,000mSv 정도면 탈모가 일어난다.

전신피폭의 경우는 더 심각하다.

10,000mSv에서는 100% 사망이다. 5,000mSv라도 50% 사망이다. 1,000mSv면 오심과 구토다. 암 치료에 쓰이는 방

사선량이 **1,000~2,000mSv**정도다. 그래서 암 환자들이 고통받게 되는 것이다.

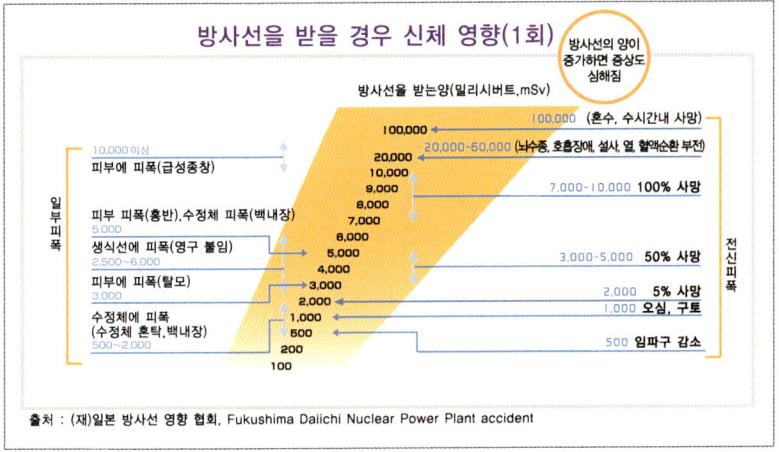

방사선을 받는 양

우리는 자연 상태에서도 방사선을 받고 있다. 그러나 자연에서 받는 방사선량은 그리 많지 않다. 1인당 자연방사선은 연간 2.4~3밀리시버트(mSv) 정도다. 자연방사선이 적은량이라도 안전성을 담보한다고 보기는 어렵다.

문제는 CT 1회 촬영에서 받는 방사선량이 7~20mSv다. 그러나 어떤 의사도 이 사실을 환자에게 알리지 않는다.

10번 CT 찍으면 70 ~ 200mSv다. 원자력발전소에서 근무하는 작업자의 1년 간 총 피폭량인 50mSv를 훨씬 넘는 정도다.

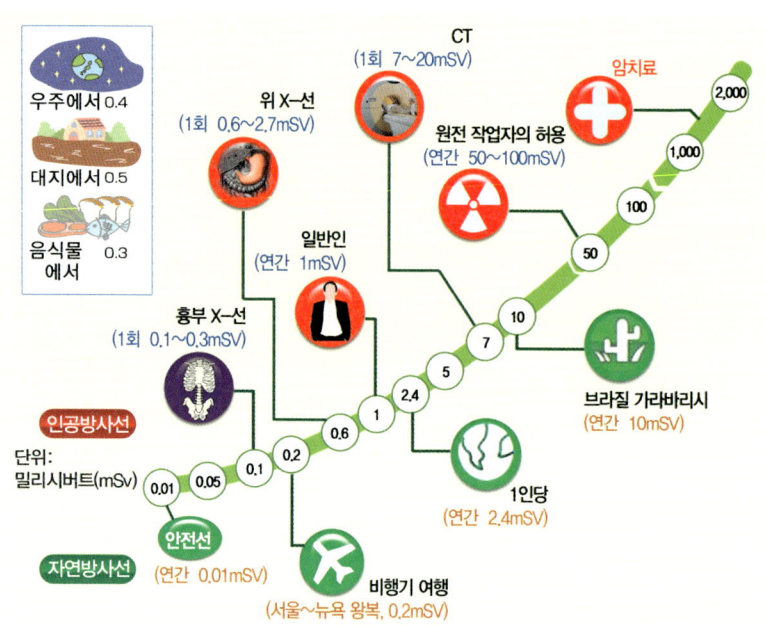

　더구나 암 환자가 방사선 치료를 받았다면 어떨까?

　방사서 치료를 받으면 보통 1,000 밀리시버트(mSv) 이상의 방사선에 노출된다. 그렇다면 암을 치료한다는 것이 또 다른 암 발생 가능성은 없는가?

　3,000~5,000밀리시버트라면 정상인 50%가 사망하는 방사선량이다. 1,000밀리시버트에서 오심, 구토, 탈모 등의 부작용을 암환자가 견딜 수 있을까? 정상인도 견디기 어려울 것이다. 그러니 암 환자가 극복할 확률은 그리 높지 않을 것이다. 방사선 치료는 매우 신중하게 선택해야할 문제다.

여러 논문에 따르면 수소는 방사능으로부터 방어 작용을 한다는 것이 속속 밝혀지고 있다. 방사선장애도 경감시킨다.

미국의 NASA 에서도 방사선에 대한 여러가지 대책을 연구하고 있고, 논문으로도 발표되었다. 그 대표적인 논문이 '수소치료는 우주에서 산화스트레스를 유도하는 방사선 피해를 감소시킬 것이다'(Medical Hypotheses, 76(2011) 117-118, Hydrogen therapy may reduce the risks related to radiation-induced oxidative stress in space flight)

또한 일본 노동후생성에서는 수소를 식품첨가물로 승인하여, 안전성도 확립되었다고 생각된다.

제24장 수소-방사선을 방어

수소수로 생존율(7Gy, 7그레이) 비교

수소는 방사선을 방어하는 효과가 있다. (J. Radial Res, 2010,51,741-747, The Potential Cardioprotectective Effects of Hydrogen in Irradiated Mice)

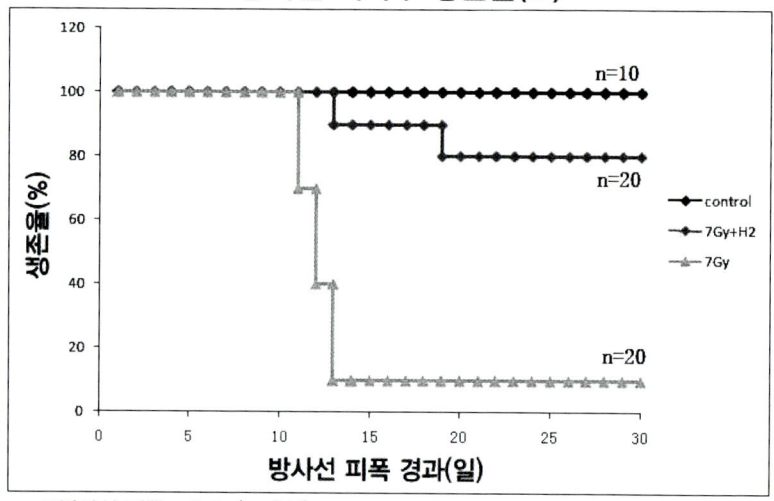

※방사선 피폭 : 7 Gy(그레이)

인간이라면 100% 사망에 이를 수밖에 없는 7그레이(Gy)의 방사선을 쪼인 실험용 쥐 각각 20마리에, 한 쪽은 보통 물, 다른 쪽은 수소수를 먹이고 생존율을 조사했다.

실험용 쥐에게 7그레이 방사선은 인간의 7,000밀리시버트(mSv)에 해당한다. **일반 물**을 먹인 쥐의 경우는 30일 후에 **10%**만 생존(-▲-아래선)한데 비하여, **수소수**를 먹인 쥐는 **80%**가 생존(-●-위선)했다. 더구나 일반 물을 먹인 쥐는 10%만이 30일간 생존했다. 그러나 수소수를 먹인 쥐는 80%가 30일간 생존했다.

인간에게는 이와 같은 실험을 할 수 없다. 일부러 실험을 위해 방사선을 인간 치사량까지 쏘일 수가 없기 때문이다. 그래서 실험용 쥐(mouse)를 이용해 간접적인 판단을 하는 것이다. 동일한 방사선에 노출(7그레이, 7,000 밀리시버트에 상당)되었는데, 생존율 10%와 80%는 엄청난 차이이다. 수소수로 방사선을 극복할 수 있는 것은 아닐까?

생존율(1.75그레이, 4주간 노출)

수소수는 장기간 방사선에 노출되었을 경우에도 생존율을 높인다. (Int.J.Biol.Sci.2011;7(3):297-300, Hydrogen Protects Mice from Radiation induced Thymic Lymphoma in BALB/c mice)
수소수를 먹은 실험용 쥐와 보통 물을 먹인 실험용 쥐의 생존율을 보면, 수소수의 특별한 능력을 알 수 있다. 각각 40마

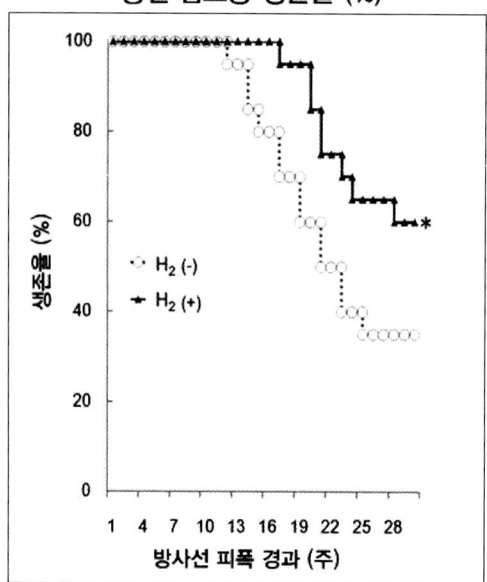

※출처 : International Journal of Biological Sciences (2011;7(3):297-300)
※1.75 그레이(Gy), 감마선

리의 실험용 쥐에 4주간 1.75그레이(Gy) 방사선 피폭 후에 몇 주 동안 생존하는가를 조사한 것이다. 이는 장기간 동안 방사선(감마선)에 노출되었을 경우를 조사한 것이다.

보통 물…○··, 도표의 아래쪽 선)의 경우 12주째 3마리 사망 그리고 14주째 2마리 사망 그리고 26주째에는 **35%**만 생존하였다.

수소수(-▲-, 도표의 윗쪽 검은선)의 경우는 18주째 4마리 사망, 20주째 2마리 사망 그리고 29주째 까지 살아있는 실험용 쥐가 **60%**나 되었다.

이로써 수소(H_2)는 장기간 방사능 피해를 입었을 경우에도 커다란 효과가 있음이 입증 되었다. 35% 생존과 60% 생존은 커다란 차이다.

림프암 발생도 예방

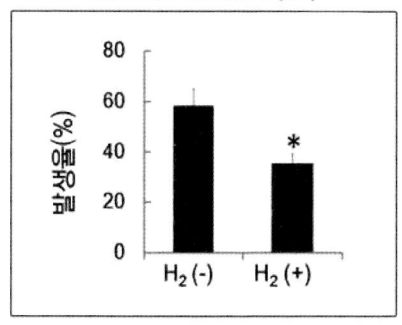

수소수는 방사선 피폭에 의한 림프암 발생도 줄여준다. (Int.J.Biol.Sci. 2011;7(3):297-300)

총 20마리의 실험용 쥐에 1.75그레이(Gy) 감마선을 피폭한 후, 20주 후의 림프암 발생 정도를 조사했다. **일반 물(좌측)**을 먹인 실험용 쥐에서는 림프암이 **60%** 발생하였다. 그러나 **수소수** 투여 쥐에(우측)서는 **38%**에서 림프암이 발생했다.

이로 미루어 보아 수소수는 방사선에 의한 암 발생도 크게 억제하는 것으로 보인다. 이는 기존암으로 방사선 치료를 받을 수밖에 없는 수 많은 환자에게도 커다란 희망이 될 것이다.

방사선치료를 받은 환자들의 부작용 경감

수소수는 간암 방사선 치료에 의한 부작용을 경감시켜, 생활의 질(QOL)을 크게 향상 시켰다. (Medical Gas Research 2011,1;11, Effects of drinking hydrogen-rich water on

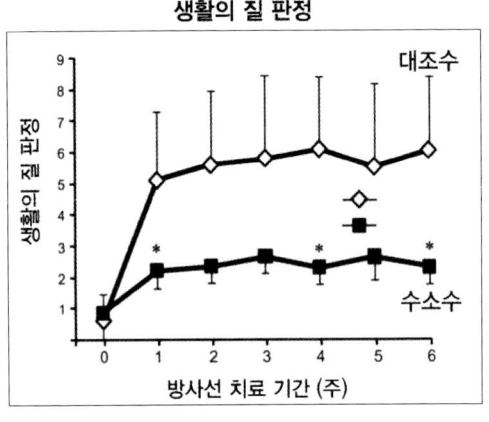

the quality of life of patients treated with radiotherapy for liver tumors)

방사선 치료에 의한 부작용은 매우 다양하게 나타난다. 특히 구토, 식욕부진, 설사, 미각작용의 둔화 등이 그 대표적인 예다. 그러나 지금 까지 이런 부작용-방사선 치료 후유증을 경감시킬 방법이 없었다.

일반 물(대조수, ─◇─, 보통물)을 투여한 군에서는 방사선 치료 기간에 따라 생활의 질이 매우 떨어져, 불편함이 평균 6점 정도였다. 그러나 **수소수를 투여한 군(수소수, 그림 ─■─, 수소수)**에서는 평균 3점 정도로 매우 좋았다. 점수가 낮을수록 불편함이 적다는 뜻 즉 좋다는 뜻이다.

이로써 수소수는 암 환자들이 암 치료를 위해 방사선 치료를 받은 후에도 매우 크게 도움이 되는 것을 알았다. 특히 식욕부진과 미각장애에 큰 도움이 되었다.

이로써 방사선 치료 환자들에게 수소는 커다란 희망이 될 것이다.

이와 더불어 방사선에 의한 산화스트레스에 따른 폐 장해를 수소가 경감시켜준다는 논문도 발표되었다. (Am J Physiol Lung Cell Mol Physiol.301:L415-426,2011 Jul 15, Hydrogen therapy attenuates irradiation-induced lung damage by reducing oxidative stress)

방사선 피폭 후 SOD(항산화) 효소 증가

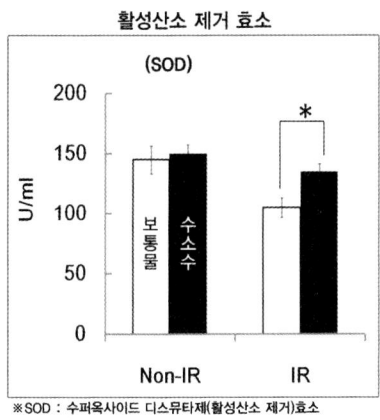

방사선 피폭 후에도 수소수를 섭취하면, 항산화 SOD (Super Oxide Dismutase) 효소가 많이 나온다. (Int.J.Biol. Sci.2011;7(3):297-300) (Hydrogen Protects Mice from Radiation induced Thymic Lymphoma in BALB/c mice)

항산화 효소인 SOD가 많다는 것은 노화를 예방할 수도 있고, 방사선에 노출되었을 경우에도 피해를 최소한으로 줄일 수 있다는 것이다. 지금까지 어떠한 물질도 방사선 피폭 후에 도움이 된다는 물질이 있었는가? 우리에게 수소가 있다는 것만으로도 커다란 위안이 된다. (왼쪽 보통물, 오른쪽 수소수)

 글미에서 보듯이 방사선에 노출되기 전에는 보통물과 수소수의 활성산소 제거 효소(SOD 효소)가 150U/㎖로 거의 동일한 수준이었다.(그림의 왼쪽 부분)

 그러나 방사선에 노출된 후에는 보통물을 먹은 쥐와 수소수를 먹은 쥐는 차이가 많았다.(그림의 오른쪽 부분)

방사선피폭 때 MDA(활성산소) 감소

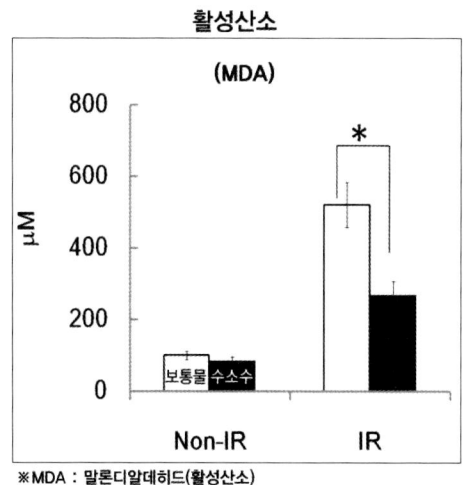

방사선 피폭 시 수소수는 보통의 물에 비해 활성산소(MDA, malondialdehyde)를 감소시킨다.

 즉 몸에 좋은 항산화 효소(SOD)는 증가시키고, 몸에 나쁜 활성산소(MDA)는 감소시킨다.

 이 얼마나 좋은 뉴스인가?
 방사선 피해를 막을 수 있는 물질은 수소뿐이다. 납이나 철

판이나 두꺼운 콘크리트로 방사선을 막는 것은 한계가 있다. 알파선, 베타선, 감마선 그리고 엑스선은 그렇게 막을 수 있다. 하지만 가장 무서운 중성자선은 수소수이던지 수소를 함유하고 있는 물질이 아니면 차폐(遮蔽,막음)를 할 수도 없고, 차폐 후 손상을 입었을 경우에도 대책이 없다.

  수소만이 유일하게 방사선 사전 예방용 대항물질이면서, 피폭 후에 방사선 후유증의 해결물질이다. 그래서 수소건강식품이나, 수소수를 강조하고 있는 것이다. (*)

[저자]

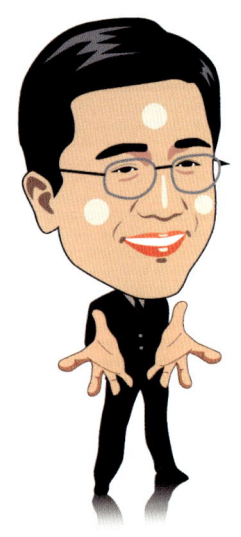

양은모(梁殷模)

1952년 경기도 김포 대곶면 출생

숭문중고등학교 졸업, 인하대학교 공과대학 졸업(학사), 한국외국어대학교 경영대학원 졸업(석사)

삼성GROUP, 대림자동차공업㈜(상무이사), ㈜리빙스타(대표이사) 근무

벨류리빙사 대표(현재)

한국식용수소연구소 소장(현재)

국무총리 표창(1999년), 대한민국발명특허대전 은상(2007년) 수상

번역서 및 저서

「수소의 가능성」(2009), 「식용 수소와 건강 혁명」(2009), 「수소 임상보고」(2010), 「수소와 생활」(만화, 2011), 「암이 사라졌다!」(2012), 「수소 이야기」(2013), 「수소가 생명이다!」(2014) 등

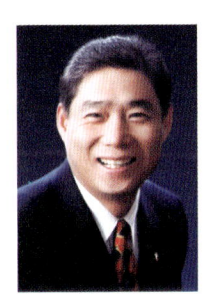

방재홍(方在鴻)

서경대 대학원 경영학과 박사과정(보건의료경영전공)
고려대학교 언론대학원 졸업 / 언론학 석사
Calvin Mission Univ. L. A 명예박사
(주)서울미디어 그룹 대표이사/회장
〈이뉴스투데이〉·〈독서신문〉 발행인
(주)제이앤에스 대표이사
(사)인터넷신문협회 수석 부회장
(사)한국신문협회 윤리위원회 인터넷심사위원
서경대 경영대학원 경영학과 겸임교수

화관문화훈장 수훈(대통령)
국무총리 표창 수상
동암언론상 수상(한국전문신문협회)
미국대통령 평화봉사상 수상(버락 오바마)

「어제, 오늘 그리고 내일」(2009)

[추천사 1]

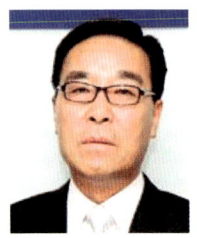

사단법인 대한아토피협회는 2008년 4월 정부로부터 사단법인 인가를 받은 후 "아토피 없는 세상 만들기"에 앞장서 왔다.

아토피는 단순한 질병이 아니다. 아토피로 고생하는 전국의 수많은 환자들은 자신이 왜 아토피에 걸렸는지도 모르면서 고통의 나날을 보내야만 한다.

(사)대한아토피협회는 "아토피 없는 세상 만들기"라는 캐치프레이즈를 필두로 가정과 사회의 친환경적인 삶을 구현하려고 노력했다. 아토피에 대한 정확한 정보 제공과 정책 제안 등을 통해서 아토피를 몰아내는데 중추적인 역할을 다하고 있다.

아토피 정보지를 제공하고, 아토피상담사를 양성하여, 아토피를 잘 이해하고 대처하는 방법을 교육하고, 상담하도록 준비했다. 또한 아토피케어 엑스포와 같은 전시회를 개최하여 아토피에 대한 범국민적인 관심과 그에 맞는 지식과 대처방법을 유도했다.

2013년에만 아토피사연 공모전, 제8회~10회 아토피상담사 시험 실시, 2013아토피케어 엑스포 개최, 아토피상담사 워크숍 개최, 아토피 예방관리 교육(전국 보건소 단위), 공모전 개최 등 다양한 행사를 치렀다.

특히 2013년 9월2일에는 휠라코리아와 협약을 체결하고 "아토피 없는 세상을 구현"하려고 했다.

우리 몸은 물이 대부분(약 60~80%)을 차지한다. 따라서 물만 잘 먹어도 좋은 결과를 볼 수 있을 것이다. 수소수는 클러스터(크기)가 작고, 활성산소를 제거하므로 많은 도움이 될 것이다. 한국식용수소연구소와 전략적인 업무협약으로 함께 "아토피 없는 세상"을 만들어 갈 계획이다.

대한아토피협회 이사장 김 두 환

◎ 사단법인 대한아토피협회 소개
www.atopykorea.or.kr
2008.04 사단법인 대한아토피협회 인가(이사장: 김두환)
2009.04 불우 아토피 어린이 환경지원 실시
2010.03 아토피 어린이들을 위한 계몽 및 캠페인 진행
2010.09 경기도청 아토피 클러스터 코칭
2011.02 아토피협회 회장(민영기/한의학 박사)
2011.06 "아토피 상담사" 육성(제1회 자격시험)
2011.11 아토피 상담사 육성 전국 교육기관 선정
2012.02 아토피상담사 창업지원센타 설립
2012.05 '여성일자리 창출' 참여(서울시)
2012.07 아토피 수호천사 캠페인
2012.10 2012 아토피케어 엑스포 개최
2013.04 아토피 포럼-대구시
2013.04 (사)대한아토피협회 산하 청소년건강센터 설립 발대식
2013.05 (사)대한아토피협회 추천 친환경안심교육장 협약
2013.06 아토피 상담사 워크숍
2013.07 2013 아토피케어 엑스포 개최
2013.07 재단법인 일본아토피협의회와 업무협약
2013.09 휠라코리아와 업무협약

[추천사 2]

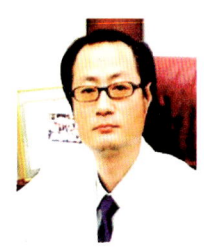
자연과 함께, 건강한 세상, 행복한 세상을 만드는데 조그만 역할이라도 다하기 위해 그동안 나름대로 최선을 다해왔다.
건강이라는 것!
누구나 관심이 있지만 막상 실천하는 법은 아주 먼 곳, 어려운 방법으로 알고 계신 분들이 의외로 많다. 수많은 환자와 그 가족들을 보면서 느낀 경험을 이야기한다면 "가장 편하고, 가장 쉽게~" 건강을 유지 했으면 좋겠다는 것이다. 자연사랑 한의원이란 이름을 특허청에 등록하고, 운영하는 이유도 인간은 자연의 한 부분이라는 것이다. 자연과 함께 더불어 살면서 자연에 순응하고 사랑하며 산다면, 누구나 건강하게 될 것이다.
암환자 분들의 커다란 특징은 대부분 " 내가 무슨 죄를 지어서 암이 걸렸나?" 에서 그 답을 찾으려고 한다. 죄를 지어서가 아니고, 몸과 정신 관리를 안 해서 신체가 도저히 견딜 수가 없어 변해버린 것일 것이다. 우선 바른생활을 권한다. 자연을 사랑하고, 자기 자신의 몸을 사랑했으면한다.
다음에는 식 생활과 수면 생활을 바르게 했으면 한다. 식사는 시간에 맞추어 하고, 식사 때는 음식을 꼭꼭 씹어 먹는 습관을 가졌으면 좋겠다. 신선한 야채와 과일을 중심으로 하고, 곡식은 가능하면 껍질과 함께 섭취하면 좋겠다. 나는 32살 때 위암 수술을 받아 80%를 절제했다. 그래서 암 환자들과 난치병 환자늘의 사정과 고통을 잘 안다.

다음은 물을 먹는 방법이다. 물도 음식이다. 따라서 좋은 물을 권한다. 좋은 물이란 입자가 작아 흡수가 잘되는 물이어야 한다. 오염이 되지 않은 물이어야 한다. 그리고 물은 공복에 마셔야 한다. 기상 후에 마시는 물은 보약이다. 수소수는 이미 많은 환자에게 사랑을 받고 있다. 아토피와 혈액관련 질환에 특히 도움이 되고 있다.

서울 강동구 둔촌동 [자연사랑 한의원]을 방문해 주신다면 언제든 무료상담이 가능하다.

자연사랑 한의원 대표원장 박 정 선

◎ 박정선 원장 프로필
서울 상문고등학교 졸업
원광대학교 한의학과 졸업
1990~2005년 갈릴리 한의원 원장
1998년 ㈜유니팜 코스메틱스 대표이사 역임
2005년~ 자연사랑 한의원 대표원장(현재)
2013년~ (사)대한아토피협회 부회장
(출연) SBS 모닝와이드, 매경TV 비만탈출 출연
MBN TV, 기독교방송(라디오) 등 매스컴에 다수 출연
(특허) 암과 아토피 중점시설 (420040258885)
(상표권) 자연사랑(제44류)

대한민국 건강지도가 바뀐다!

초판발행일	2014년 3월 25일
저 자	양은모, 방재홍
발행자	양은모
발행처	**한국 식용 수소 연구소**
	카페: http://cafe.daum.net/kosuso
	서울 도봉구 노해로 395 (창4동, 한국타이어빌딩 304호)
	전화:1544-6791(육체구원), 팩스:02)995-3819
	email: emyanggg@naver.com
	신고번호: 제25100-2008-000035호
편집디자인	코리아프린테크

이 책의 한국어판 저작권은 한국식용수소연구소가 소유합니다.
저작권법에 의하여 한국내에서 보호를 받는 저작물이므로, 사전 서면에 의한 허락 없이는 내용의 일부 또는 전부를 무단전재, 무단복제를 절대 금합니다.

ISBN 978-89-962020-7-3 03510